中老年人保健必读

石中元 肖甫媛 著

金盾出版社

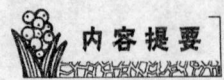
内容提要

这是一本专为广大中老年朋友编写的大众科普读物。全书分为上、中、下三篇，分别介绍了日常衣食住行的科学保健方式，各种常见病的预防和自然疗法，以及人体各部位和一年四季的养生之道。本书内容丰富，科学严谨，深入浅出，通俗易懂，具有很强的针对性、指导性和实用性，是中老年人可靠的健康顾问，广大家庭必备的保健用书。

图书在版编目（CIP）数据

中老年人保健必读/石中元，肖甫媛著．—北京：金盾出版社，2012.7(2019.8重印)
ISBN 978-7-5082-7716-5

Ⅰ.①中… Ⅱ.①石…②肖… Ⅲ.①中年人—保健—基本知识②老年人—保健—基本知识 Ⅳ.①R161

中国版本图书馆 CIP 数据核字（2012）第 137324 号

金盾出版社出版、总发行
北京太平路5号（地铁万寿路站往南）
邮政编码：100036　电话：68214039　83219215
传真：68276683　网址：www.jdcbs.cn
北京万博诚印刷有限公司印刷、装订
各地新华书店经销
开本：850×1168 1/32　印张：9.25　字数：202千字
2019年8月第1版第6次印刷
印数：25 001～28 000册　定价：28.00元

（凡购买金盾出版社的图书，如有缺页、
倒页、脱页者，本社发行部负责调换）

序　言

增强保健意识——把健康交给自己

　　大量医学实验证明，健康的生活方式可以降低人体各种疾病的发病率，许多疾病是可以通过我们的努力加以预防的。为此，增强疾病预防与自我保健意识，把健康交给自己，而不要把健康交给医院，是十分必要的。

　　健康是人生最重要的财富，应好好珍惜。一些人在身体没有出现疾病症状时，以为自己很健康，他们宁愿得病以后花更多的钱、更多的时间去治病，也不愿在未病时花较少的时间和金钱来保养自己。这是一种本末倒置、因小失大的愚蠢做法。因此，无论是个人还是单位，都应把加强自我保健的理念渗透到日常生活和健康教育中。

　　与许多传染病不同的是，因个人不健康行为而造成的疾病是潜移默化的，而且有着多种危害，但人们往往因眼前不见其害而不予注意。如长期嗜酒贪杯者，不仅有造成肝硬化的可能，还有产生口腔癌、胃溃疡等疾病的危险；如长期嗜烟的瘾君子，则时时处于肺癌、中风、心脏病等病魔的威胁之中；如久坐不动者、大鱼大肉者，看似享受生活，其实很有可能导致颈椎病、高血压、心脑血管病等多种疾病的发生。物质生活水平的提高改变了现代人的生活内容与生活方式：餐桌上常见的鸡鸭鱼肉，不用走

序言

路的便捷交通,不用体力的办公室自动化,彻夜不眠的娱乐活动,一吃完晚饭便窝在沙发里长时间看电视,如此等等,不一而足。于是"亚健康"、"过劳死"、"白领综合征"、"电脑综合征"等健康不良现象越来越多地出现在社会各界各年龄段人群中,尤其是广大的中老年人。亚健康已成为当今社会的一种普遍现象。这其中最主要的一个原因就是不重视疾病的预防与自我保健,缺乏养生保健这方面的知识。

社会上流行一种说法,说许多人是四十岁以前用命换钱,拼命去挣钱,四十岁以后则用钱换命,吃药打针,到医院看病。的确如此。有些人平时不注意防病,一旦有了病,才想起去治,可这时你的身体已经不健康了。这种状况,必须引起我们高度重视。与其生了病去治疗,还不如早预防、早保健。预防保健实际上是一种既可少花钱,又能提高生活质量的智慧生活。

其实,预防很简单,就是给自己做一个健康规划,随时随地检查纠正一下自己不良的生活习惯,逐步养成并始终坚持科学的生活方式。

现在到了必须转变观念的时候了——一定要把自己的身体健康方式从病了找医生转到没病早预防上来。让我们共同努力地去做到:不要把健康交给医院,而要把健康交给自己。

作　者

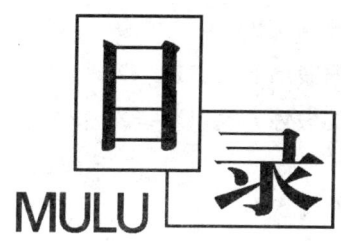

上篇 科学生活方式——健康而快乐

第一章 预防疾病的八个忠告——简便而易行 / 2
  你想让自己的牙齿清洁健康吗——刷牙三三三制 / 2
    相关链接——治风火牙痛及口疮小验方 / 5
  早餐吃好吃饱,晚餐少吃几口;常做家务,乐趣无穷 / 5
  勤开窗、常洗手——预防疾病的有效办法 / 7
  粗细粮搭配,常吃豆制品、奶制品和蔬菜水果——戒烟限酒,鸡鸭鱼肉少吃几口 / 9
  为健康而锻炼,每天至少体育运动30分钟 / 13
    相关链接——健身三字经 / 15
  不盲目攀比,想得开、看远点 / 16
    相关链接——快乐三字经 / 19
  人活百年,关键头六十岁 / 19
  为自己的健康做一点规划 / 20

第二章 办公室的健身之道——运动器官治百病 / 23
  常坐之人需要适度的体育运动 / 23
  在办公室消除疲劳——常坐之人的锻炼方式(1) / 24

在办公室消除疲劳——常坐之人的锻炼方式(2) / 26
  相关链接——静坐工作者的保健操 / 28
在办公室消除疲劳——常坐之人的锻炼方式(3) / 29
在办公室消除疲劳——常坐之人的锻炼方式(4) / 32
徒步行走去上班 / 33
  相关链接——散步根据自己的体质进行 / 34
适量流汗,有益健康 / 35
体育健身有章法——预防运动中的损伤 / 36

第三章　警惕亚健康　远离过劳死 / 38
何谓亚健康 / 38
预防"过劳死"(慢性疲劳综合征)的措施 / 39
静态作业中的预防与保健 / 40
低头伏案者的自我保健 / 41
怎样预防职业过度综合征 / 42
吃"五颜六色",利养生保健 / 43
预防亚健康的饮食疗养——药粥调养身体 / 44
  相关链接——粥疗歌 / 45
盐煮毛豆——补铁、补钙 / 46
遗精食疗法 / 47
通过食物改善性生活 / 47
补血食疗汤羹 / 48

第四章　抵御环境污染对身体的损害——绿色生活新时尚 / 50
少穿化纤品,常穿棉织衣 / 50
新衣服买来后不要直接穿 / 51
合理膳食,均衡营养——预防代谢综合征 / 51
  相关链接——食物互补,平衡膳食 / 53

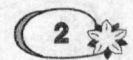

接受平衡膳食的观念 / 53

五谷杂粮保健康 / 54

 相关链接——健康生活歌谣 / 56

从四方面把好"入口关" / 56

清除蔬菜污染的简便法 / 57

饮鲜果菜汁,除体内垃圾 / 58

家厨废料成美食 / 58

请关注具有保健功能的食物 / 60

 相关链接——花生食疗价值 / 64

常吃萝卜,有益健康 / 64

 相关链接——萝卜的食疗药用价值 / 65

色深的蔬菜营养高 补充营养不应过量 / 66

 相关链接——保健一字诀 / 67

细嚼慢咽好处多 / 67

葱、姜、蒜的妙用 / 68

 相关链接——"热姜水"预防多种病 / 70

调味"四君子":葱、姜、蒜、椒 / 71

盐、醋、茶的妙用 / 72

 相关链接——醋的食疗及保健 / 74

科学饮水法 / 76

长期口干,隐藏着危害健康的疾病 / 78

用玻璃杯饮水好 / 79

纯净水尽快饮用 饮水机定期清洗 / 80

 相关链接——饮水时间参考表 / 81

预防电脑综合征 / 82

电脑保健操 / 83

相关链接——办公室避免病菌的办法 / 84
怎样预防电磁波的辐射 / 84
怎样预防手机耳塞综合征 / 85
　　相关链接——室内灰尘清除法 / 86
怎样预防光源综合征 / 86
小心噪音综合征 / 87
怎样预防写字楼综合征 / 88
房屋装修——别把污染带回家 / 88
日常生活中的文明行为 / 89
　　相关链接——绿色生活有哪些新的时尚 / 91

第五章　心理防护　营造一份好心情 / 94
心理保健要点 / 94
　　相关链接——心理健康八条标准 / 95
减轻心理压力，保持"中和"状态 / 95
　　相关链接——人生十点 / 97
自得其乐的八种办法 / 98
　　相关链接——一生安乐法 / 99
怎样预防应激反应综合征 / 100
　　相关链接——身心保健歌 / 101
心理养生四要素 / 101
　　相关链接——人生六放、人生六戒 / 102
找准幸福的参照物，盲目攀比惹心病 / 103
　　相关链接——你不能……但你可以…… / 105
在竞争中如何保持心理健康 / 105
　　相关链接——《坐忘铭》/ 107
太能算计得不偿失 / 107

相关链接——忍人所不能忍,行人所不能行 / 108
职业女性如何减压 / 109
讲究健脑之道,预防紧张性头痛 / 109
"三不"寿命长 "四句"人愉快 / 111
　　相关链接——哲理深邃的"善书" / 112
　　相关链接——消气歌 / 113
五法制怒　融洽和谐 / 114
　　相关链接——莫恼歌 / 115
遇事想得开,逢凶能化吉;办事笑一笑,千愁百病消 / 115
　　相关链接——不气歌 / 116
夜班工作者怎样睡好觉 / 117
失眠者怎样睡好觉 / 118
昼夜睡眠时间有参考 / 119
　　相关链接——生活在感恩的世界 / 120

中篇　常见病的预防及自然疗法

第六章　脂肪肝的自然疗法 / 122
　什么是脂肪肝 / 122
　脂肪肝的预防 / 123
　　相关链接——早睡能护肝 / 125
　脂肪肝的食疗 / 125
　　相关链接——观斑点知疾病 / 127

第七章　肥胖症的自然疗法 / 128
　选择适宜的运动方式减肥 / 128
　控制体重　减肥四法 / 129

为减肥支招——揉腹可去将军肚 / 130

    相关链接——揉腹治便秘 / 131

为减肥支招——仰卧、俯卧练习 / 132

为减肥支招——水中健身 / 132

为减肥支招——简单易行的减肥健美操 / 133

为减肥支招——步行高楼能健身 / 134

美食有方 瘦身有道——减肥的饮食疗法 / 135

中年人节食能长寿 / 138

胖人适合吃哪些肉 / 139

减肥瘦身中的一些误区 / 139

第八章 "三高"及心脑血管疾病的自然疗法 / 142

什么是"三高" / 142

改一改"口重"的毛病 / 143

控制血压防中风 / 144

高血压危象急救方法 / 147

高血压患者保健八要则 / 148

高血压的自我推拿疗法 / 149

几种有利于降血压的食物 / 149

调理高血压的汤水 / 150

治疗高血压的茶叶疗法 / 151

自制降压茶 / 152

    相关链接——高血压患者"十防歌" / 153

高血脂的食物疗法 / 153

诊治糖尿病的四大误区 / 154

糖尿病的食物疗法 / 155

糖尿病人"饿得慌"怎么办 / 156

三降三补防中风 / 157

心脏病的预防 / 158

动脉硬化的饮食疗法 / 159

王先生这样预防心脑血管病 / 160

第九章 骨质疏松、前列腺增生的自然疗法 / 162

人到中年要防"骨头酥"——饮食、运动、日光浴 / 162

前列腺增生的预防 / 163

相关链接——观青筋知疾病 / 166

第十章 常见癌症的自然疗法 / 168

癌症：不健康生活方式、不良生活行为及环境污染 / 168

饮食中的三大致癌因素 / 170

相关链接——癌症的早期信号 / 171

预防癌症十四法 / 172

常喝药粥可防癌 / 173

防癌八法　防癌八个不 / 174

把好烹调防癌关 / 176

抗癌食谱 / 177

多种蔬果能防癌 / 179

体育运动能防癌 / 180

让癌肿自然消退 / 181

电磁辐射为什么会促发癌症 / 181

有致癌性的药物 / 182

癌症自愈的奥秘何在 / 183

肺癌的发现与预防 / 185

肝癌的发现与预防 / 186

大肠癌的发现与预防 / 188

胃癌的发现与预防 / 191

食管癌的发现与预防 / 192

鼻咽癌的发现与预防 / 194

　相关链接——发现妇科肿瘤的"蛛丝马迹" / 195

乳腺癌、宫颈癌、子宫癌、卵巢癌发现与预防 / 196

下篇　养生有道　保养有法

第十一章　人体五官的保养——让你年轻而有为 / 202

梳头可养生 / 202

按摩耳朵好处多 / 203

叩齿(咽唾液)、擦面部、揉太阳穴 / 205

　相关链接——食疗可治少白头 / 208

消除上眼皮浮肿的指压按摩 / 208

消除眼袋浮肿的指压按摩 / 209

消除双下巴的指压按摩 / 210

护养眼睛小办法 / 211

有益于眼睛的食物 / 212

清洁湿润鼻子可防病 / 213

　相关链接——看脸色知疾病 / 214

第十二章　人体四肢的保养——让你精神抖擞 / 217

人体六处转一转 / 217

健身强体的"拍打法" / 219

勤练器官防衰老 / 220

可敲可打的健身锤 / 222

手掌旋转健身球 / 223

走路——简单有效的健身之道 / 227

常赤脚 防疾病——土地接触法 / 228

交替运动更健身 / 229

第十三章 女性保养之道——让你美丽而健康 / 231

养颜防衰老——按摩美容 / 231

按摩健身小办法 / 232

按摩不当 适得其反——慎做足底按摩 / 233

痛经简易外治法 / 234

眼部化妆品 安全使用要点 / 235

慎做美容手术 / 236

    相关链接——润滑皮肤,消除皱纹:自制护肤方 / 237

睡眠美容八法则 / 238

慎用芳香剂——小心"香晕" / 238

谨慎使用杀虫剂和蚊香 / 239

第十四章 四季养生之道——让你与自然为友 / 241

春天怎样养生——四点忠告 / 241

嗓音保健——护咽喉食疗方 / 244

夏天怎样养生——六点忠告 / 245

解暑、清热的汤汤水水 / 246

夏天吃什么水果好 / 248

夏季蔬菜——冰冻苦瓜 / 249

夏日食姜,有益健康 / 249

绿豆防暑食疗方 / 250

"以热攻热"养生法 / 251

冬病夏治调理起居 / 252

秋天怎样养生——四点忠告 / 252

相关链接——口渴干燥的食物疗法 / 254
　冬天怎样养生——七点忠告 / 255
　冬季如何进补 / 258
　　相关链接——日常养生五宜 / 259
　顺其自然活百年 / 260
　养生越早,效果越好——延年益寿"少、冷、静" / 262
　　相关链接——养生莫忘"半" / 263
第十五章　保健新知——给你提个醒 / 264
　抢救越早,成功率越高——决定生死攸关的十分钟 / 264
　用药有哪些误区 / 265
　为什么要对药物说"不" / 266
　医学向保健和预防转变 / 268
　"温和运动"适合中年以上的常坐之人 / 269
　贪食蛙、蛇、鸟肉——后患无穷 / 270
　黑色食品的营养价值 / 270
　温馨提示——保健一点通 / 271
　药膳食疗要当心　进补适量有节制 / 275
后记 / 277

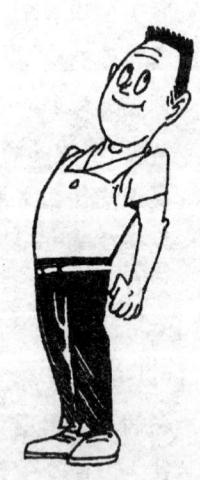

上篇 科学生活方式

——健康而快乐

第一章

预防疾病的八个忠告
——简便而易行

你想让自己的牙齿清洁健康吗
——刷牙三三三制

许多人不大注意口腔的保健,直到牙疼起来了才到医院去看病。为此,口腔保健三三三制,列为本书预防疾病的首个忠告。

俗话说,牙痛不是病,疼起来要命。如果我们养成了科学的口腔卫生习惯,就可以减少许多牙病。饭后刷牙漱口是良方。国内外公认的口腔保健的最佳方法是刷牙三三三制:

●每天刷牙3次,饭后3分钟之内刷牙,每次刷牙持续3分钟。人们每天吃3顿饭,所以有每天刷牙3次的说法。

为什么说清早起来的第一件事刷牙,是不科学的呢?刷牙是为了清洁口腔卫生,吃了东西后,口腔有许多残渣,这些滞留在口腔中的残渣,3分钟后开始发酵,繁衍细菌,慢慢地损坏牙齿。所以饭后刷牙是比较科学的,尤其是吃了甜食以后,应该及时刷牙,这有利于保护牙齿。当然,多年养成的起床后刷牙习惯,一下子是很难改变的。但有一个变通法:起床后,先喝一杯水,顺便漱一漱口,就当是刷牙了。吃了早饭后,不要忘了刷牙;吃了晚饭后,坚持刷牙。

怎样科学刷牙?①依次刷牙。如先上后下、先外后内、先左后右等。至于次序的安排则可按各人的习惯而定。刷牙方法以竖刷为好。横刷法常把牙龈刷伤,时间久了就会出现牙龈萎缩。②三面洗刷——唇颊面、腭舌面、咬合面都洗刷到。如果只刷牙齿的外面(唇颊面),而对腭、舌面及咬合面不洗刷,牙齿的外表看起来清洁,但是张开口来仔细往里瞧,里面堆满了污物。③重复洗刷。若要彻底达到清洁牙齿的目的,必须在每一个小区的牙面上来回复重洗刷3~4次,才有可能刷净牙面。要刷净全口牙,每次刷牙要持续到3分钟。④刷牙后多漱几回口。如果刷牙后漱口不彻底,就会摄入牙膏残液。牙膏对人体是无害的,在刷牙时偶尔吞下去一点是没有关系的,但是如果长期吞食牙膏,特别是牙膏中含有甜味剂,可能会引起局部性胃肠炎等疾病。有些药物牙膏含有一定量的色素,长期使用,可使牙齿失去光泽。⑤定期换牙刷,1到2个月更换1次。牙刷放在通风、采光条件都不够好的洗手间里,旧牙刷的根部粘着一层黄黄白白的东西,这些附着在牙刷上的细菌,容易对口腔造成污染。

早饭、晚饭后刷牙可能办得到,对于上班者来说,中午吃饭后不一定有条件刷牙,但也有简便的办法,那就是饭后漱口。漱口可以随时进行。饭后漱口,可以将刚刚附着在牙齿表面尚未被细菌发酵的食物残渣冲掉,减少牙病发生的机会。提倡饭后漱口,特别是吃了甜食以后,更应及时漱口。

怎样漱口才好呢?有些人漱口就是在嘴里含一口水,摇一摇头、晃一晃脑袋,使漱口水在口腔里冲刷几下牙齿,这种冲刷作用是远远不够的。正确的漱口方法:漱口水含在嘴里,然后牙咬紧,利用唇颊部,也就是腮帮子的鼓动,使漱口水通过牙缝,这样才能达到清除残渣的目的。

用茶水漱口能防口臭。苦涩的茶水中含有分解某些有害物质的成分,此外茶水中还有少量的氟,起到促进牙齿健康的作用。曹雪芹写《红楼梦》时说贾府的人吃完饭拿茶漱口,不仅能坚固牙齿,还能消灭虫牙。同时茶水又有清热解毒的功效。很多人吃了中饭不漱口。现在有人30岁就开始掉牙,50岁牙就全掉了。医院里牙科最忙。在此提醒:请用茶水漱漱口。

除茶水漱口外,苏打水、盐水反复漱口,对咽喉炎症的治疗有作用。在历代医书中,推崇以中药煎水漱口,所用药物药店有售,如金银花、杭菊花、蒲公英、薄荷等,有香口去秽的作用。

● 口腔保健小窍门

坚持叩齿。每次刷牙漱口后,趁势叩牙数十下,长年坚持,必有成效。北宋文豪苏东坡的养生之道就有叩齿锻炼:每日早起在静谧处盘腿静坐,上下叩齿数十次,此间将口中津液慢慢咽下,以健牙护肠。

咬牙提肛养生方。一个民间老中医告诉笔者一个保健秘方:"每次小便,注意力要集中尿尿,尤其是在冬天小便时不要说话,紧咬牙关,以免精气溢出,邪气侵入。每次大便后提谷道(即提肛)20次左右。坚持这两条,受用一辈子"。

◆预防牙病小办法:①选用保健牙刷,采用竖刷或旋转刷法。不要刮舌苔,以免损伤味蕾;不宜用牙签剔牙,可用牙刷剔除食物残渣,用牙线亦是保护牙齿的好方法。②定期进行口腔检查,做到早发现早治疗。③咀嚼茶叶(无糖木糖醇亦可),对牙齿过敏(冷、热、酸、甜敏感)的症状有一定疗效。

◆不要养成叼牙签的习惯。饭后剔牙,叼牙签,长此下去易使牙齿松动。一不小心,吞咽牙签,易划破肠道,十分危险。

相关链接

治风火牙痛及口疮小验方

◆ 五倍子15克,煎浓汁含漱,每日数次。◆ 甜瓜(香瓜)皮6克,水煎,冷后含漱。

◆ 露蜂房20克,煎浓汁含漱,每日数次。◆ 生地20克,放入100毫升白酒中浸泡24小时。待酒色发红后,含于口中,连含数次可止痛。◆ 花椒一粒,放龋齿上,用力咬住。或用花椒末塞入龋洞中。◆ 南瓜与南瓜根共煮,吃南瓜肉,可治牙痛。

◆ 口疮小验方:①用浓茶含漱,每日十余次,可清洁口腔,起到消炎功效。②鲜石榴1至2个,将石榴子捶碎,以开水浸泡过滤,待冷却后,一日含漱十数次。

早餐吃好吃饱,晚餐少吃几口;常做家务,乐趣无穷

古人有诗:"早饭淡而早,午饭厚而饱,晚饭须要少,若能常如此,无病直到老。"现代人常说,早餐要吃好,午餐要吃饱,晚餐要吃少。但人们往往是"早餐马虎,中餐凑合,晚餐全家福"。

有一些上班的人,经常是不吃早饭,或者是吃得简单,晚上回到家以后,吃得丰盛。吃了晚饭后不想运动,爱坐在沙发上看电视。从而增加了胃肠的负担,造成积滞积毒。

提 醒

放弃早餐等于缩短生命。常年不吃早饭的人,容易得结石病。晚饭吃得过于丰盛,又不适量运动,不但容易长胖,还容易导致心脑血管疾病、糖尿病、脂肪肝等等。

一些营养学家认为,正规、足量的早餐能够增进健康。早餐包括蔬菜、水果、粥和杂粮。早餐吃好了,就保证了一天所需要的维生素和矿物质。

美国营养学杂志公布了有262名志愿者参加的实验结果:每天吃早餐的人,不但身体舒服,而且心情舒畅。一项对百岁老人饮食起居规律的研究亦证实,要想长寿,必须天天吃早餐。

建议大家早饭花样品种多一些,主食副食都要有一些。保证吃一个鸡蛋,或者喝一杯酸奶,或者来一碗小米粥、麦片粥、玉米粥,总之要重视早饭,相反晚饭倒可以吃得简单一些。

你能不能做到:早饭、晚饭倒过来吃——早饭吃三五个炒菜,晚饭以吃素食为主,少吃或不吃大鱼大肉的"硬充货"。如果晚上不加班加点地工作,晚饭少吃几口,吃个七成饱。晚餐半小时后,可以适当运动,例如,外出散步,或者做一些家务活,如洗刷碗筷、扫地洗衣,这有利于食物的消化,防止肠胃病。

在一天的伏案工作之余,进行一些家务劳动,能消除脑力劳动带来的疲乏。家务活的劳动强度一般并不太大。而且这种活动姿势变换多种多样,一会儿蹲下,一会儿站起,类似做体操,适合脑力劳动者。

当你认识到家务活是一种积极休息的方式时,你会感受到它是一种生活乐趣,是一种消遣,有利于夫妻间的和睦。在进行家务劳动的同时,听听收音机里的新闻、音乐等,使身心得到调节。从养生健体、节约资源的角度来说,听收音机比看电视好。听收音机不费眼睛,电视屏幕上的五颜六色,对眼睛是个刺激。收音机放射出的电磁场和声波有限,而打开的电视机有电磁辐射,电视机显像管工作时,会散出电子烟雾,污染了室内小环境。如果室内封闭,家中通风条件不好,长期下去,不知不觉中,会得一些你意想不到的毛病。电视用电量大,而收音机用电有限。少看电视、常听广播,保护眼睛、节约能源。建议你一早一晚,听听收音机,做一做家务活,既知道天下大事,又使自己的身心得到了放松,可谓是一举两得。

勤开窗、常洗手——预防疾病的有效办法

　　室内的空气容易受到污染,一般来说,室内的空气质量比室外差。冬、春季节,封闭的居室空气不流通,每一立方厘米空间内的细菌可达一万五千个。电话、电脑、键盘、鼠标,经常接触的信件、人民币等等,都是细菌集中的地方。比较常见的细菌是流行性感冒病毒、葡萄球菌、大肠杆菌等,虽然不会致命,却能引发流感,引发腹泻,一些免疫力低下的人很容易被传染。有些场所由于人多,人均面积相应变小,引起空气中细菌总数、霉菌总数相对增多,也会引发一些疾病。

　　预防传染病简单有效的办法有两条,一是勤开窗,二是常洗手。居室勤开窗,防病保健康。经常开窗通风换气,可减少居室空气中的病菌量,调节室内空气中负离子的含量。

养点花保平安。室内摆放吊兰、文竹、龟背竹,能吸收室内的二氧化硫、甲醛等有毒有害气体。一些花卉还有抑制病菌、预防疾病的功效。如石榴花,能降低空气中的含铅量。但是,室内的花卉不必养得过多。如室内光照不足、封闭不透风,放置了过量的花草,会出现与人争氧的现象。

室内的各种电器设备,在接通电源开关后,散发出电子电磁污染。人离开办公室,关掉电源,关掉电灯,不但减少了空气污染,节约了能源,更重要的是防止了火灾的发生。平平安安,晚上睡觉也踏实。

饭前便后洗洗手,细菌病毒难入口。养成随时洗手的好习惯,尤其是在进食之前,把手洗干净,是预防传染病有效的办法。经调查,每只脏手上约带有细菌4~40万个,一个指甲污垢里至少藏有38亿个细菌,其中还夹杂着寄生虫卵。洗手不仅可以冲掉许多细菌,而且在干净的手上,皮肤本身还能分泌出一种溶解病菌的物质。洗手用流动的活水为宜。洗手的步骤是:打上肥皂后充分搓洗,将指缝和指甲缝洗净,时间不应少于20秒。用干净毛巾擦手,毛巾不洁不如不用,更不宜不洗手,只在干毛巾上一擦了之。

洗手时,顺便洗洗鼻子。鼻子的清洗往往会被人忽视。我们每天用鼻子呼吸,吸入空气中大量灰尘等各种废气和病毒。作为人体与空气打交道的第一关口,鼻子时刻遭受着污浊空气的侵扰。据调查,在病毒性流感、上呼吸道感染、肺炎等呼吸系统感染疾病中,80%是由于忽视鼻腔清洁引起的。虽然鼻腔黏膜有过滤、清洁作用,但是现在的空气污染,例如,汽车尾气的污染十分厉害,如果经常洗鼻,可及时清除鼻腔内的脏物,更好发挥鼻腔功能。早晨洗脸时,用冷水洗鼻子,可改善鼻黏膜的血液循环,增强对天气变化的适应能力,预防和减缓各种呼吸道感染和鼻腔炎症的发生。但清洗鼻子不可过度,尤其是鼻子有毛病的人,不宜清洗。平常不要用手抠鼻子,不要揪鼻毛。

粗细粮搭配,常吃豆制品、奶制品和蔬菜水果
——戒烟限酒,鸡鸭鱼肉少吃几口

过多地吃精白米、精白面,过多食用肉类,平时不注意吃些粗粮、杂粮,容易患现代富贵病,如冠心病、糖尿病、高血压、脚气病等等。

还有我们平常吃的方便面、三明治等方便食品,普遍缺少蔬菜所具有的成分——维生素、食物纤维、某些人体必需的微量元素。这些营养成分若长期缺乏,势必影响身体健康。油炸方便面,脂肪量高,长期吃可导致体内脂肪增多,容易产生肥胖,这对心血管病人和身体偏胖者尤为不利。此外,几乎所有的方便食品都是酸性食物,在体内代谢过程中产生大量的酸性,影响大脑的正常功能,容易导致记忆力减退。蔬菜水果大多属于碱性食物,在体内产生碱性物质,可中和酸性物质,维护体内的酸碱平衡。人们在吃方便食品同时应配吃些新鲜蔬菜和水果。

世界卫生组织界定了十大垃圾食品: ①油炸类食品:是导致心血管疾病的元凶。②腌制类食品:导致高血压,导致鼻咽癌,易得溃疡和发炎。③加工类肉制品(肉干、肉松、香肠等):含亚硝酸盐(防腐和显色作用)等致癌物质;含大量防腐剂(加重肝脏负担)。④饼干类食品(不含低温烘烤和全麦饼干):热量过多,营养成分低。食用香精和色素过多,对肝脏功能造成负担。⑤汽水可乐类食品:含碳酸,带走体内大量的钙。⑥方便类食品(主要指方便面和膨化食品):含防腐剂、香精;热量多,营养少。⑦罐头类食品(包括鱼肉类和水果类):深加工后破坏了维生素,使蛋白质变性。⑧

果脯类食品(话梅蜜饯类):含亚硝酸盐(防腐和显色作用)等致癌物质;含防腐剂(香精)损肝。⑨冷冻甜品类食品(冰淇淋、冰棒和雪糕):含奶油引起肥胖。⑩烧烤类食品:含大量致癌物;1只烤鸡腿＝60支烟的毒性,加重肾脏、肝脏负担。

科学的饮食结构是:谷类为主,注意粗细搭配,经常吃一些粗粮、杂粮等。吃奶类、豆类或奶、豆制品以及蔬菜、水果。

奶类除含丰富的优质蛋白和维生素外,含钙量较高,是天然钙质来源。提倡豆类,特别是大豆及其制品的生产和消费。

常吃蔬菜、水果和薯类。蔬菜与水果含有丰富的维生素、矿物质和膳食纤维。蔬菜的种类繁多,不同品种所含营养成分不相同。红、黄、绿等深色蔬菜中维生素含量超过浅色蔬菜和一般水果,它们是胡萝卜素、维生素 B_2、维生素 C 和叶酸、矿物质(钙、磷、镁、铁)、膳食纤维和天然抗氧化物的重要来源。蔬菜、水果和薯类的膳食,对保护心血管健康、增强抗病能力,预防某些癌症起着重要的作用。

每天吃点水果,有利于身心健康。一般来说,到什么季节吃什么水果。提倡大家经常吃点苹果。俗话说,"一天一个苹果,癌症少来找我"。在对抗癌症和抗氧化方面苹果有重要作用。苹果中的细纤维能使大便松软,有机酸能促进肠道蠕动,有利排便,可减少大肠癌发生。苹果中含有丰富的果胶,果胶能与放射性气体中的放射性元素相结合,促使人体把有害的放射性气体从体内排除,从而减少癌症的发生率。

梨净化清洁肠道,预防结肠和直肠癌。饭后吃个梨,积存在人体内的致癌物质可以排出。吃梨时细嚼慢咽,让肠胃更好地吸收。

营养学家提出的合理的膳食结构是:"一、二、三、四、五;红、黄、绿、白、黑"。

"一、二、三、四、五"是一袋牛奶,二百克碳水化合物(米面类),

三份蛋白,四句话(有粗有细,不甜不咸,三四五顿,七八分饱),五百克水果蔬菜。

"红、黄、绿、白、黑":如西红柿、胡萝卜、红薯、玉米、南瓜、绿茶、燕麦片、黑木耳等,合理膳食的关键在于多样化。对于身体虚弱的中老年人,有选择地吃点保健营养品,有利于康复,但不要跟着电视广告宣传走。

戒烟限酒——"上脸"的人少喝酒,"一口闷"伤神经

每吸一支烟,人寿命就会缩短6分钟。肿瘤专家证实吸烟是引起癌症和其他疾病使人早死的原因。调查显示:95%的成年人知道吸烟有害,但愿戒者仅占50%,而真正戒烟成功者不足5%。

酗酒有害。监狱里罪犯的50%,交通事故的40%,住院病人的25%,都与酗酒有关。由于酒的成瘾性加上人性的弱点,所以世界卫生组织对酒的新观点是:酒,越少越好。

酒是一种有血管扩张作用的饮品,平时人们经常看到的所谓"一喝酒就脸红"的现象就是酒精扩张面部血管的结果,引起脸色泛红甚至身上皮肤潮红等现象,也就是我们平时所说的"上脸"。与酒后"面不改色"的人相比,乙醇在这种人体内停留的时间越久,毒性作用越大。"感情深、一口闷",这是常用的劝酒辞。但是,"一口闷"伤神经。据统计,当血液中酒精含量达到300~400毫克时,就有可能导致呼吸中枢麻痹,甚至猝死。喝酒上脸的人,应尽量少喝酒。人每大醉一次,犹如大病一场,醉酒十分伤害身体。酗酒或长期嗜酒,可导致营养不良、酒精性肝炎和肝硬化。研究证明,饮酒是原发性肝癌的诱因。

◆饮酒限度:纯白酒,男士每天不超过20克,女士不超过10克。酒依赖者戒酒时要循序渐进,逐渐减量,不能骤然停饮,否则会引起情绪失常、肢体震颤、幻听幻觉等戒断反应,严重者可引发死亡。

食物解酒法——多种果蔬消除醉酒后的症状

喝醉酒之后,如何缓解头痛、头晕、反胃、发热这些难受的症状呢?①西红柿汁治酒后头晕。西红柿汁富含特殊果糖,能帮助促进酒精分解,一次饮用300毫升以上,能使酒后头晕感逐渐消失。喝西红柿汁比生吃西红柿的解酒效果更好。②西瓜汁治酒后全身发热。西瓜可以清热去火,能加速酒精从尿液中排出。③芹菜汁治酒后胃肠不适、颜面发红。芹菜中含有丰富的B族维生素,能分解酒精。有利尿和轻泻作用,对便秘、高血压有一定的疗效。④香蕉治酒后心悸、胸闷。酒后吃1~3根香蕉,能增加血糖浓度,降低酒精在血液中的比例,消除胸口郁闷。⑤橄榄治酒后厌食、清胃热。直接食用,也可加冰糖炖服。⑥酸奶治酒后烦躁。酸奶钙含量丰富,能保护胃黏膜,对缓解酒后烦躁有效。

◆ 热姜水缓解酒醉:用热姜水代茶饮用,可加速血液流通,消化体内酒精。在热姜水里加适量蜜糖,缓解或消除酒醉。饮酒后补充一些含有维生素较多的水果,如西瓜、菠萝、柑橘、草莓、柠檬等。

◆ 酒前饮"甘茶"能护肝。甘茶的原料是一种名叫"土常山"的一种类似绣球花的植物,将这种植物的叶子和根茎发酵并用水熬过以后就制成了名叫"甘茶"的饮料。通过发酵,提炼出来的有效成分的甜度是砂糖的400倍。专家们发现它具有抑制肝脏疾病的作用,并且做过两周的动物实验,因此,德国已经把它列为保肝的一种药品,对于因酒所致的肝脏疾病疗效甚高。

◆ 蜂蜜治酒后头痛。蜂蜜中含有一种特殊的果糖,可以促进酒精的分解吸收,减轻头痛症状,尤其是红酒引起的头痛。酒后也可以喝点汤,尤其是姜丝炖鱼汤,解酒功效较好。

◆ 喝葡萄酒防治肠胃病。美国旧金山一家医院的研究人员称,葡萄酒的杀菌能力强,可杀死幽门螺旋杆菌。解释是:葡萄酒在酿制过程中产生了一种被称为多酚的物质,正是这种物质起到了杀菌的作用。

◆ 不喜欢饮酒的人,可以用果汁、茶水代替。就餐时不宜饮用大量汽水和啤酒,这样会冲淡胃液。

为健康而锻炼,每天至少体育运动 30 分钟

现代化的生活让人们越来越"懒"了,现代人日常的体力活动强度大为下降。静态生活时间越长,相应的超重或肥胖、高血压、糖尿病和血脂异常等患病率也随之增加。"久坐职业者"成为肥胖症的高危人群。而解决这一问题最简单的办法就是通过各种手段尽量多活动。体育运动不一定非得去健身房,可以趁午休时间去室外散散步,上下楼时尽量不乘电梯,以此锻炼腿脚,等等类似不起眼的小事来达到锻炼的目的。

生命就在于适量、科学的运动,运动和健康密不可分。实践证明:"用进废退"。越是经常用的器官,就越发达。长期不用的器官,就会退化萎缩。特别是肌肉组织,若不使用它,就会疲软细弱;相反,如经常活动就能够粗壮有力。要改变静态生活时间过长这种状况,就得增加动态的运动。每天应进行至少 30 分钟的中等强度的体力活动,这是最少的推荐量。如有条件,适度运动一到两个小时。

运动能有效治疗三大疾病(肥胖症、心血管疾病和糖尿病),许多人患病的一个重要原因是缺乏运动,现在说保健品可以减肥,实际上不如体育锻炼起到的效果好。比如糖尿病,运动可以减少糖尿病人胰岛素的用量,降低血糖浓度,运动是治疗糖尿病的首选方式。另外,如冠心病,通过足够强度的运动,使之血流通畅,动脉内

沉积的斑块消失,从而不会发生动脉梗死等一些疾病。

卫生部有关人士对全民健身计划提出了四点建议:一是晨起一杯凉开水,可以帮助稀释血液,因为血液一般早晨黏稠度很高,可能引发许多疾病;二是给自己设计一种适合自身的运动方式;三是运动须坚持,只有坚持才能取得成效;四是每天运动30分钟,这是最少的推荐量。

体育活动,方法简单:当你快走、爬楼、骑车、打球、游泳、清洁房间、跳舞唱歌,你就是在为健康而运动。每天两次各花15分钟清理房间,此外再骑15分钟自行车;还可以每天用30分钟打球。每天30分钟中等强度的体育劳动是预防疾病的最小运动量。适度的体育活动会使你感觉良好,身体健康。

从事脑力劳动的伏案工作者,消除脑力疲劳的一个方法是,每天坚持散步1到2个小时。每天中午最好睡半小时。中国传统医学认为,"能眠者能食,能长生",睡好"子午觉"。"子"指子时(23点到1点),"午"指午时(11点到13点)。人的睡眠节律除了夜间的高峰外,13点左右也有一个睡眠高峰。这两个时辰内休息好,能消除疲劳、恢复精力,也同人体生物钟节律相吻合。

人的精力在早晨起床后到上午11时最为充沛,以后逐渐下降。午睡后就像充电,人的精力又开始回升。健康长寿的人大都有午睡的好习惯。午睡是白天最好的休息方式,可防止过度疲劳,有利于身心健康。午睡时间不宜过长,因为白天睡得太多,会影响夜间的睡眠质量;一般来说,少则半小时,多则1个小时即可。

当您工作量负荷大,无法离开办公室到户外从事体育锻炼时,可以在室内强身健体,预防肩、椎等疾患。

◆建议中老年人,学学太极拳。俗话说,"男人腿肿,女人脸肿",这是身体不良的信号。人老腿先老,人壮腿要练——太极拳是柔韧性锻炼的好方法。人到中年以后,关节周围的关节囊、韧带、肌腱等会逐渐老化,腿失去了柔韧性变得僵硬起来,而柔韧性锻炼在我国中老年人健身中常常被忽视。腿关节的柔韧性减退会引起颈椎、肩周炎、腰腿痛、腰椎间盘突出等疾病的发生。腿关节柔韧性的减退,自然老化只占其成因的1/3,而2/3的成因是与缺少运动锻炼有关。柔韧性锻炼能使僵硬的肌肉得到松弛,延缓肌肉韧带的衰老和皮肤的松弛,有利于提高身体的灵活性和协调性,在意外事故发生时有可能避免和减轻损伤。

太极拳是柔韧性锻炼的好方法。国外的统计表明,65岁以上老人的意外死亡,75%与跌跤有关,且年龄越大,跌跤后骨折、致残率和死亡率越高。美国国家卫生研究院的研究证实:经常练习太极拳的老年人,他们的跌跤率降低了47.5%。太极拳动作柔软缓和,能强化整个中枢神经系统的相互联系,改善整体的协调性。如果你在日常的运动锻炼中有意识地加入柔韧性练习,经常打一打太极拳,你会少摔跤,你的身体会变得灵活起来。

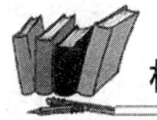
相关链接

健身三字经

早起床,伸伸腰,展展骨,舒舒筋。叩齿龈,四十下,绕舌根,六十轮。

淡盐水,漱漱口,喝杯水,水宜温。洗脸时,搓面孔,梳头时,把臂伸。

叠叠铺,扫扫地,腿脚臂,活动勤。日三餐,定时量,多吃素,少见荤。

主副食,换样吃,菜要鲜,果要新。临睡前,洗洗脚,搓热手,摩脚心。

卧床后,紧提肛,两手掌,揉耳轮。日常事,天天做,又健体,又强身。

不盲目攀比,想得开、看远点

眼下的社会,人心浮躁,充满了各种各样的物质诱惑。当有的欲望得不到满足,或达不到个人目的时,有的人便出现烦恼焦虑、愤怒沮丧。据统计,在心理门诊中,有越来越多的患者,大都是盲目攀比惹出的"心病"。人家有小汽车,我也要有;人家的房子宽大,我为什么这么窄小?人家升了官发了财,我为什么还是这个样子?发牢骚,出怨言;这也看不惯,那也不顺眼,甚至迁怒于他人。怒火攻心,伤肝伤脾,损神折寿。——既然是"人比人气死人",为什么还要跟人家比?盲目攀比惹心病。

攀比心理和行为作为一种客观存在,本身并无过错,问题在于攀比的出发点和内容都是些什么。积极向上的攀比益于健康,益于工作。因为有比较才有进步,有目标才会去努力。但是消极病态的攀比却会带来不良的后果:有的人会因此而造成情绪障碍,吃不下饭,睡不着觉,工作起来无精打采,产生挫败感,从而使自己身心受到巨大的伤害。

在现实社会中,每个人在不同的人生阶段,大都会存在攀比心理。关键在于你持何心态。世界上身家亿万的富翁何其多,横向比永远没个边儿,因此最好纵向比,也就是说跟自己的以前比。不要不顾自己的实际能力而过高要求自己,凡事要量力而行。"一件事,想通了是天堂,想不通就是地狱。既然活着,就要活好。"有些事是否会引来麻烦和烦恼,完全取决于我们自己如何看待和处理它。

人生本来就有酸甜苦辣,人生没有万事如意。把工作的难点当成增进才干的亮点,工作就能成为享受,苦难便能变成快乐。盲目的攀比,激起怨气怒气,非但无益,而且首先伤害的是自己,气血不通,不通则痛,心痛导致身痛,什么样的疾病都会出现。"没有着急,没有烦恼,就没有高血压"。常怀宽厚心、感恩心、努力进取之心,有这样的心态,你的身体就会好起来。

减少不必要的欲望,心宽才能体健。人的健康长寿固然是由多种因素决定的,但减少不必要的欲望,这确实是延年益寿的一个不可或缺的"处方"。凡人都有各种各样的欲望。有欲望才会产生动机和动力,促使人们不断努力奋斗。但同时也要对欲望有所节制,不可太多,如超越了自身的条件和能力就会产生烦恼,由心病而导致身病。

心理要平衡、心态要平和,要想得开、看得开。在一个浮躁、急躁、烦躁流行的社会,一个好心态真正成了健康、长寿、幸福的金钥匙。遇事莫大喜大悲,大惊大恐,而是冷静看待,理性分析。"宠辱不惊,闲看庭前花开花落;去留无意,漫观天外云卷云舒"。

俗话说,"舍得、舍得",只有舍去了那些不必要的欲望,才能得到心平气和、身心通畅,才能吃得香、睡得着。这就是说,要健康长寿,应该淡泊名利,宁静致远。古人有"少思、寡欲,清静为天下正"教诲。一个人如果少情欲,则不会为情所乱;节物欲,则不会贪污、盗窃、抢劫;少官欲则不会逢迎拍马、追逐名利。很多事情看得淡些、看得开些,把压在健康上的石头(名缰利锁、钱财权势)卸掉一些,才能获得轻松自在的心灵,才能减少诸多苦恼烦闷——这无形中化解了心理危机,无形中延长了你的寿命。

许多人的烦恼并非由多大的事情引起,而是来自对身边一些琐事过分在意和"较真"。我们活在这个世界上只有几十年,却为纠缠无聊琐事浪费了许多时光。过于在意琐事,会影响自己生活的质量,使生活失去光彩。这就需要我们换种思维方式来面对眼前的一切。不在意,就是别总拿什么都当回事,对那些鸡毛蒜皮的小事不要总挂在心上;别太要面子,不要过于看重名与利的得失;不要为一点小事着急上火,动辄大喊大叫,以致因小失大,后悔莫及;别那么多疑敏感,曲解别人的意思;别夸大事实,制造假象。当然,不在意并不等于逃避现实,不是看破红尘后的消极遁世。而是在奔向人生大目标途中所采取的一种洒脱、旷达、飘逸的生活策略。即大事清醒,小事糊涂,倘能如此,你自然会身体健康,活得自在。

正如健康面前人人平等一样,快乐面前也是人人平等。快乐是自己找的,痛苦也是自己找的。生活在社会中,人与人之间不可能不比较。理性对比,比出向上,比出快乐,促进健康;盲目攀比,比出怨气,比出怒气,导致疾病。"春有百花秋有月,夏有凉风冬有雪,若无闲事在心头,人间都是好季节。"与其天天痛苦,不如天天快乐,换一种心态就行了。让我们学学陶行知先生的"每天的四问",自己跟自己纵向对比,也就是说跟自己的以前比较——

第一问:我的身体有没有进步?
第二问:我的学问有没有进步?
第三问:我的工作有没有进步?
第四问:我的道德有没有进步?

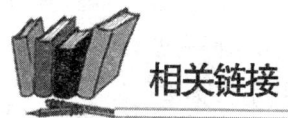

相关链接

快乐三字经

心胸宽,人快活;心胸窄,忧愁多;
不悲欢,不消沉;心开朗,精神振;
乐陶陶,精神好;多烦躁,要病倒;
脾气躁,催人老;善制怒,变年少;
心情好,大有益;生闷气,会生疾;
多笑笑,通七窍;笑一笑,十年少。

人活百年,关键头六十岁

一个人,要想健康活100岁,关键就是60岁以前没有什么大的毛病,感冒、小伤、小病不算。新近的一项研究指出:60岁以前,一些慢性病如高血压、高血脂、脂肪肝,随年龄增长而明显上升。60岁以后不但不上升,反呈下降趋势。这表明60岁是人生的一个关口。因此,只要60岁以前没有病,60岁退休后注意养生,就基本上可以做到80岁以前不衰老。而80岁不衰老的人,能保持健康生活方式,就能轻轻松松过百岁,而不是病病快快,靠着打点滴、输氧气、卧床不起维持到100岁。

"60以前没有病"关键20年:男性30岁～50岁,女性40岁～60岁。流行病学的研究表明,慢性病患病率随年龄增长而增高,但增高的幅度不同。大学毕业25岁前后,青年人意气风发,这时慢性病患病率低,个体之间的差异也很小。但再过25年,到50岁,身心状态就完全不同了。有的事业有成,有的进了"两院"(医院、法院),有的人甚至已作古。什么原因呢?其中关键是40岁。

据对5万多人的调查显示:40岁时人群慢性病患病率为9.9%,而45岁时,患病率为20.9%,短短5年时间,所增加的患病率超过前40年的总和,速度之快,让人吃惊。这其中男女有别,以心血管病为例,男性动脉粥样硬化斑块增长最快是30岁~50岁,女性是40岁~60岁,这20年结束时,几乎2/3以上的人已有不同程度的动脉粥样硬化斑块。这20年既是慢性病的快速增长期、生命的易损期,而同时又是家庭、事业的黄金时期,如何把握好两者的微妙平衡,成为每个人的一场人生考试。因此,健康100岁,关键在六十以前。要做到这一点,又要重点把握住其中的20年:男性30岁~50岁,女性40岁~60岁。

为自己的健康做一点规划

现在不少政府机关部门强制推行"带薪休假",旨在促使久坐办公室的人们杜绝疲劳。这种强制推行措施,恰恰反映出不少工作人员没有健康保健观念,对于自身长期处于亚健康的状况,大都浑然不觉;许多单位、许多人,还停留在"生病就医"的旧的生活模式上。

大家都知道身体是自己的,但你每天为个人的身体健康做了些什么呢?为此,应给自己做个健康规划。先找出自己的疾病衰老之因,同时了解并克服不良的生活习惯。比如,怎样学习一点养生保健新知识,怎样平衡膳食,怎样运动养生等等。

越来越多的人认识到,没有健康就谈不上生活质量。遗憾的是,还有不少人片面依赖药物,甚至求神拜佛,迷信邪说。那么,开启健康之门的钥匙究竟应该掌握在哪里呢?尽管这个问题涉及因素很多,但就每一个人而言,最主要的莫过于建立科学的、良好的生活方式。

建议你:为自己的身体健康做一点规划,要有保健意识。建议单位领导者:为自己单位职工搞一个健康规划。提高生命质量,也就是提高了工作质量,也就是为个人、为家庭、为单位的事业,奠定了"本钱"。下面有6点健康小规划,供你参考——

1. 看一些养生保健方面的书刊,掌握一些基本保健常识。不轻信无科学依据的偏方、秘方、功法。

2. 适度体检身体,积极治疗原发病。早期发现疾病,防患未然。有高血压、高血脂、糖尿病,特别是合并动脉硬化者,要认真医治,戒烟限酒,避免长时期紧张的工作。

3. 坚持体育锻炼。现代人的工作往往具有静而不动的特点,最易使人疲惫的莫过于久坐不活动。运动能增加心肌收缩能力,增强机体抗病的能力,推迟神经细胞的衰老,帮助废物清除,从而达到强身健体的功效。

4. 保持心情舒畅。当一个人感到烦恼苦闷的时候,他身体的血压就会出现问题,而人的心情愉快时,整个新陈代谢就会改善。烦闷、焦虑、忧伤是产生疲劳的内在因素。培养坚强、乐观、开朗、幽默的性格,保持积极向上的生活态度,抵抗力就强,身体就好,所以"心好身方好"。

5. 合理调整饮食。经常吃一些玉米面、小米等五谷杂粮,少吃熏、炸、烤的肉类食品,常食新鲜蔬菜和水果,及时补充维生素、无机盐及微量元素。

6. 适度休息。长期通宵达旦地工作,会使体内产生许多毒素,而且有些毒素会随着血液进入大脑,引起中枢系统的"中毒"症状。疲劳,是一种信号,它提醒你,你的机体已经超过正常负荷。如果长期处于疲劳状态,不仅降低工作效率,还会诱发疾病。过度疲劳与过劳死有相关性但不是直接原因,过劳死往往有一些较严重的基础病因,但过度疲劳可以使这些病因加重或是导致发病,造成不良后果。避免过度疲劳可以预防和减少由此导致的严重后果。早睡早起,保证每天6～8小时睡眠,中午最好能休息一会儿。

  以上的健康建议,不一定全部适合你的具体情况,但必有一两款对你的健康是有好处的,建议你从中选择一部分,坚持在日常生活中践行,你的身体状况会有一定的改观。

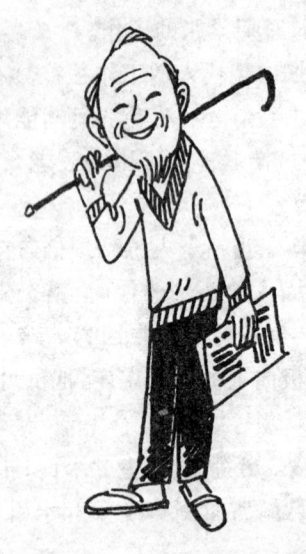

第二章

办公室的健身之道
——运动器官治百病

常坐之人需要适度的体育运动

为什么爱运动的人显得年轻？因为运动可以加快血液循环，为身体各器官提供充足的营养。人寿命的长短，在一定程度上取决于心脏功能的强弱，取决于肺活量的高低。适量运动的人肺活量高，心脏功能较强，能把身体的老化现象降到最低程度。运动还可以刺激大脑皮层，使全身激素水平升高；运动时流的汗还有助于身体排出废物，使皮肤得到净化，人的肌肉变得有张力，肠道可以吸收更多营养，使身体进入良性循环。反之，久坐而不注意运动，身体对心脏工作量的需求减少，可能导致心肌衰弱；易使血液淤积，静脉扩张，发生痔疮；且由于肌肉功能锻炼少，致使肌肉松弛，引起肌肉僵硬、酸痛，甚至萎缩，引起背部和腹部肌肉下垂，发生背部肌肉疼痛和消化不良。

所以经常静坐的人，应常进行一些运动。连续工作 1 小时以上者，最好停下手中工作稍加活动，做一些伸展及转头、转体运动，避免因长期固定于一种姿势而引起腰痛。在工作之余,应适当体操、散步、羽毛球、乒乓球等体育锻炼,增加背伸肌的力量。太极、舞蹈、瑜伽、仰卧起坐都是很好的锻炼方法,慢跑快走、游泳更是全身运动的好方式。

有人会问:什么样的运动最好?事实上,适合自己的是最好的,不论是舒缓的或是剧烈的,在自身承受范围内,能令人愉快的运动都是好的。那些你做起来很吃力、很勉强的是不适合你的。每人每天至少运动半小时,能达到微微出汗的程度是最理想的。下面介绍常坐之人的几种锻炼方式,供大家参考。这些健身法可以在工余时间,也可以在办公室不影响他人的时候做。

在办公室消除疲劳
——常坐之人的锻炼方式(1)

肢体舒展操——办公桌前的运动

当您工作量负荷大,无法离开办公室到户外锻炼时,可在室内强身健体,预防肩、椎等疾患。在此介绍肢体舒展操,你不妨试一试。

①肢体前伸,交叉你的十指,前伸你的双臂,掌心朝外,保持10秒,休息几秒钟,接着重复做若干次。②双手上举,交叉你的十指,举双臂至头顶上方,同时向上翻掌,掌心向上,保持10秒,放下双臂休息,重新再做若干次。③扩胸运动。掌心手臂朝前,向两侧伸出手臂,两臂向后舒展,保持10秒,放下双臂休息,接着重复做若干次。④后背拉肩。用左手握住右臂肘上方,轻轻地把肘部向左肩方向拉动,同时目视右肩,保持10秒,重复做若干次。接着用右手握住左臂,向右肩方向拉动,同时目视左肩保持10秒,重复做

若干次。⑤曲身后挺。从坐立姿势向前弯身,以舒展后背部,然后把双手放在大腿上,帮助向后挺直上半身。

◆注意要点:呼吸自然,不要屏住呼吸。可以站立原地做操,也可以坐在椅子上(但要坐直,后背不要靠在椅背上)。

伏案工作者的椅子操

蹲坐。①坐在椅子上,双脚与肩同宽,将臀部略微抬起呈半蹲姿势,做预备动作。②往右斜后方坐下,但不要坐到椅子,只要让大腿肌肉有紧张感即可,膝关节角度不可小于90度,再把身体拉回预备动作。重复20回合左右。然后往左斜后方坐下,重复20回合。注意:腹部收紧,胸部抬起,以腰为轴心,运动四肢。膝盖与脚尖在同一方向,不论起身或蹲坐,全身重量要平均分摊在双脚上。

踮脚。站到椅子后方,手扶椅背,轻踮起双脚跟,再慢慢放下脚跟。重复20回合左右。注意:臀部、腹部要收紧,膝盖微弯。

单脚平衡。左手扶着椅背,用右手抓住右脚踝,右膝盖朝向地面,臀部略往前提,左膝盖微弯,停留30秒以上。上述动作换边重做,重复回合。

弓箭步。两脚分开与肩同宽,右脚往后退一大步,右脚跟着地,身体往前倾,使得头顶到脚后跟形成一条斜直线,停留30秒以上。上述动作换边重做,重复5个回合。注意:臀部、腹部要收紧,步幅要宽。

在办公室消除疲劳
——常坐之人的锻炼方式(2)

捏捏指头找毛病

手上有很多神经集结点,或称反射区,当人体发生不平衡或某个脏器出现病变时,手上的这些反射区就有疼痛的反应。寻找手上的疼痛敏感点,给予适当的刺激可以达到治疗效果,如中医所述"通则不痛"。刺激这些反射区,就可以通过大脑神经的整合作用,起到调和脏腑、治疗疾病的作用。在揉捏中,如果发现某个指头疼痛,说明与某个指头有关联的内脏有毛病,此时,需要把那些疼痛的手指经常仔细地揉捏,以减轻疾患。在揉捏中,如果十分疼痛,这时便要引起注意,最好到医院检查身体。

拇指疼痛——拇指关联肺脾,小心肺有疾患。食指疼痛——食指关联大肠,小心肠胃有疾患。

中指疼痛——中指关联心脏,小心心脏有疾患。无名指(又称环指)疼痛——无名指关联肝胆,小心肝炎及胆囊炎。

小指疼痛——关联小肠和肾脏,小心肾和小肠有疾患。小指外侧的根部有一个对应眼睛老化的穴位,叫做老眼点。每天早晚用拇指及食指捏住小指根部,将小指向掌心做弯曲运动,然后再做握拳松拳运动,各10余次,可预防老花眼。

如果你打饱嗝,紧压少商穴(大拇指的外侧),至有酸痛感为度,持续30至60秒,即可止住呃逆。当心绞痛发作时,掐中指甲根缓解心绞痛;也可以一压一放,坚持3~5分钟,让其有明显痛感,心绞痛便可以得到缓解。捏脚后跟止流鼻血。当鼻子出血时,用拇指和食指掐踝关节及足跟骨之间的凹陷处(即足后跟),右鼻出血捏左足跟,左鼻出血捏右足跟,这样可以暂时止住出血。

提 醒

　　手指脚趾常揉揉,头疼失眠不用愁;常揉拇指健大脑,常揉食指肠胃好;

　　常揉中指能清心,常揉环指保肝胆;常揉小指壮腰肾;十指常揉保平安。

◆利用空闲时间(乘汽车、坐飞机、看电视、闲聊天等时间),揉捏双手,尤其是有针对性地揉捏自己身体的疾病对应之处,能减轻症状。在此提醒:揉捏不是万能的,更不是绝对的,它只是预防保健方法之一。

握拳松拳提精神　举举双手防腰疼

俗话说,十指连心。当你伏案工作一段时间,感到头昏脑涨,反应迟钝时,你可以用握拳松拳的小动作,来刺激脑部神经以恢复清醒状态。

①两手指依次握拳:从小指开始,内收握拳,顺序依旧是小指、无名指、中指、食指、拇指。收拳时要做到缓慢、有力。②两手指依次松拳:从小指开始,逐渐将手指伸开。手指伸开时要迅速、有力。拳头松开之后,要用力伸展手指。这样,①②周而复始,连续做几遍,即可取得良好的效果。

许多人坐着的时间比站着的时间长,所以经常感到腰酸背疼。有一个简单的动作让你全身轻松,那就是——经常举举手。把双臂伸直,高举过头顶,感到酸了就放下来。如果想增强锻炼效果,还可以按照以下步骤效果更佳:坐着或者直立时,双手在胸前互相握住手腕。深吸气时努力将双臂从胸口处向前抻拉,深呼气时放回原位。然后越过头顶向上高举。做3至4个深呼吸后,恢复起始姿势。

常甩手　身体好

甩手对中老年人和体弱者尤为适宜。方法是:双腿站直,全身肌肉放松,肩臂自然下垂,双手同时向前甩,又同时收回,连续甩动,像钟摆那样。甩手时手的姿势大致有三种:一是双手向前摆。摆至前臂与躯体成45度角左右收回;二是摆回又向后方甩去。与躯体成45度角;三是两手手心都朝前方甩,如同轰赶鸭子。甩手次数和速度要根据自己的年龄、体力而定,由少到多,循序渐进。

缓解疲劳的"手浴法"

缓解疲劳的手浴法,比较适合静坐工作者。方法简单:接一盆热水,温度以稍高于体温为宜,将双手张开,浸泡在水中10分钟左右。其间,如果感到水温不够热,再续加热水。"手浴"之后,用毛巾擦干双手,并可活动活动手指。

据中医药理论:手部温度上升后,收缩的血管张开,从而促进了血液循环,使人体的肌肉紧张状态有所缓和。经常手浴的人,肩部酸痛、疲劳无力、眼睛不适的症状,会得到缓和。另外,坚持用热水浸泡30分钟左右,偏头痛有所缓解。水温以人手能忍受为度。

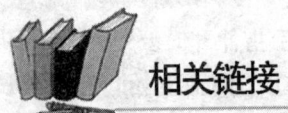

相关链接

静坐工作者的保健操

双手合掌强心脏——双手合拢,双掌对力往胸部摇动二三十下。

旋转腕节通经脉——双手合拢,双掌对力旋转腕节,顺时针和逆时针摇晃各二三十下。

双手对插头脑清——双手在胸部对插,左右晃动二三十下。

反掌伸展筋骨壮——双手在胸、反掌往前,伸臂二三十下。

反掌举过头顶,预防肩周炎——少去看病少发愁。

按摩腕肘行血气——手腕关联五脏(心肝脾肺肾)、肘臂关联六腑(胃、胆、三焦、膀胱、大肠、小肠)。两手交替,互相按摩左右腕、肘。

耸肩转脖治颈椎——前后耸肩二三十下。转动脖子顺时针、逆时针各32下。转动颈脖时,动作要轻、要慢,以防扭伤脖子,但转动的幅度可以大一些,可起到锻炼之功效。

上班族工间休息时做此保健操,既简便易行,又强心健体。

在办公室消除疲劳
——常坐之人的锻炼方式(3)

颈椎病、腰椎病的预防

①保证正确的坐姿,尽可能保持自然的端坐状,将后背坐直,并保持颈部的挺直。利用椅背,尽量将腰背紧贴并倚靠椅背,腰部仍有空隙者,可以放置一个小靠垫,托起腰部,这样可以放松腰骶部的肌肉。椅子最好能有头靠、扶手和靠背,做到"头有枕"、"肘有撑"、"背有靠"、"脚有踏",让身体有足够的支撑,减少坐姿对肌肉的拉扯与压迫。②注意保暖,避免空调冷风直吹颈肩部肌肉。③连续工作1小时以上者,最好做一些伸展及转头、转体运动,避免因长期固定于一种姿势而引起腰痛。在工作之余,应适当参加体

育锻炼,增加背伸肌的力量。

颈椎病、腰椎病的健身操

基本姿势:自然站立,双目平视,双脚略分开,与肩同宽,双手自然下垂。全身放松。

左右摆动:做操前,先自然站立,双目平视,双脚略分开,与肩平行,双手叉腰。动作时头部缓缓向左肩倾斜,使左耳接近左肩,停留片刻后,头部返回中位;然后再向右肩倾斜,右耳接近右肩,停留片刻后,再回到中位。这样左右摆动反复做若干次,在头部摆动时需吸气,回到中位时慢慢呼气,做操时双肩、颈部要尽量放松,动作以慢缓为佳。

前俯后仰:双手叉腰,先抬头后仰,同时吸气,双眼望上,停留片刻;然后缓慢向前胸部位低头,同时呼气,双眼看地。做此动作时闭口,使下颌尽量紧贴前胸,停留片刻后,再上下反复做若干次。动作要舒展、轻松、缓慢,以不感到难受为宜。

举臂转身:先举右臂,手掌向下,抬头目视手心,身体慢慢转向左侧,停留片刻。在转身时,要注意脚跟转动45度,身体重心向前倾,然后身体再转向右后侧,旋转时要慢慢吸气,回转时慢慢呼气,整个动作要缓慢、协调。转动颈、腰部时,要尽量转到不能转为止,停留片刻,回到自然式后,再换左臂。换左臂时,放下的手要沿耳根慢慢压下,换好手臂后同样动作,反复若干次。

左右旋转:双手叉腰,先将头部缓慢转向左侧,同时吸气于胸,让右侧颈部伸直后,停留片刻,再缓慢转向左侧,同时呼气,让左侧颈部伸直后,停留片刻。这样反复交替做四次。

整个动作要缓慢、协调,把肌肉慢慢地绷紧并显露出来,其后再做适量的放松动作,觉得累的时候适当休息。要循序渐进,以免对脊椎等部位造成伤害。整套操大约15分钟左右。

伸脖子　伸懒腰

经常伸伸脖子。很多慢性头痛病都是由于颈骨接合处和神经损伤引起的,而人们长时间保持坐姿最容易引发这种损伤。学做"公鸡打鸣",同时,尽量将下巴压低,抵住胸口,使两耳低于双肩,这样可以帮助你预防或减轻头痛。

伸懒腰就是伸直颈部、举抬双臂、呼吸扩胸、腰部伸展、放散脊柱、活动关节。伸懒腰使颈部血管顺畅地把血液输送到头脑,从而精神振奋,消除疲劳。伸懒腰能增加吸氧量,呼出更多的二氧化碳。伸懒腰能使全身神经肌肉得以舒展,消除腰肌过度紧张状况,并防止腰肌劳损,保持健美体型。工作之余,经常伸伸懒腰,有利于身心健康。

晃颈不当,引发偏瘫

缺血性脑中风,大多是由于大脑供血不足所致。有一位老者,在进行头颈锻炼时,突然感到头晕,眼前发黑,发生了偏瘫。经送医院做CT检查证实,老人颈部动脉硬化严重,伴有硬化斑块脱落,阻碍了大脑血管的供血。这是由于头颈锻炼不当,大脑供血不足,而引发的偏瘫。

在锻炼身体时,剧烈摇摆和晃动颈部危害很大。不少老年人动脉硬化,对轻度动脉硬化者,活动颈部带来的危害还不明显,但对重度的动脉硬化者,晃动颈部会使其大脑血液供应减少,出现头晕、头痛等症状。此时活动颈部可加重脑缺血,从而使上述症状更加严重,甚至发生"缺血性脑中风"。

许多人并不知道剧烈颈部活动后的危害,有的人仍然继续剧烈地活动颈部,造成颈动脉硬化。在此提醒:有头晕和记忆力下降的动脉硬化者应严禁过度活动颈部,平时不要猛回头和扭头,以避免和减少由于颈部动脉硬化造成的"缺血性脑中风"。

在办公室消除疲劳
——常坐之人的锻炼方式(4)

搓一搓自己的双脚

脚为"第二心脏"。人体的主要器官,如心肝脾胃肾,以及眼睛、耳朵、鼻子等,在脚上都有相应的反射区。搓脚首推涌泉穴(即脚心中央凹陷处)。涌泉属足少阴肾经。"肾出于涌泉",意思是说肾经之经气犹如水井中的泉水一样,将从这里源源不断地涌出。洗浴后搓此穴,可舒筋活络,对神经衰弱、头痛失眠疗效尤佳。

经常练练腿　老来不后悔

到室外多活动双腿,以防腿老。常见的锻炼方法有以下 6 种:①踮脚走路练屈肌。踮脚走路,就是足跟抬起用足尖走路,行走百步,这不但可锻炼屈肌,从经络角度看,还有利于通畅足三阴经。②足跟走路练伸肌。即把足尖翘起来,用足跟走路,练小腿前侧的伸肌,疏通足三阳经。③蹬踩脚掌调神经。脚掌上的神经末梢连通于大脑。蹬脚能使脚、腿和大脑感到轻松舒畅,并有助提高记忆。④甩腿扭膝通血脉。一手扶墙或扶树,先向前甩小腿,使脚尖向前向上翘起,然后向后甩动,一次甩 80 至 100 次为宜。此法可预防小腿抽筋、下肢麻木萎缩等症。⑤倒退行走健心脏。倒退有利于血液回流,倒退行走时,改变了脑神经支配运动的定式,强化了脑的功能活动,可防止脑萎缩。⑥四肢爬行降血压。用四肢爬行,躯体变成水平位,减轻了下肢血管所承受的重力作用,血管变得舒张松弛,心脏排血的外周阻力下降,有利于缓和高血压。

怀孕早期　请远离电脑

电磁辐射对妇女、儿童的影响较大。曾有报道两位孕妇长期接触屏幕,结果双双产下畸胎,她们既无家庭史,孕期又没感染病毒及使用药物,怀疑与电脑电磁辐射有关。电脑屏幕工作环境中有些因素可能会影响妊娠结果。最新研究报告指出,怀孕早期的妇女,每周使用20小时以上电脑,其流产率增加80%,同时也增加畸形胎儿的出生率。因此,妇女怀孕早期还是尽可能远离电脑、电视为好。

徒步行走去上班

俗话说,饭后百步走,活到九十九;不仅仅是饭后半小时散步,上班亦可以徒步行走。如果你的工作地点只有三五公里,建议你上下班,换上便鞋,走一走,甩甩手,既适当锻炼了身体,又为国家节约了能源;甚至,比堵在路上的汽车先到达目的地了,何乐而不为呢?

走路能增强心脏功能,快速消耗热量。步行上下班,同时配合自然的呼吸,身体的各部位都在自由舒展的情况下活动,可以预防多种疾病。

据悉,北京、上海等城市的白领,时兴"走班"健身。许多尝试了多种减肥方法而无明显效果的白领,悄悄尝试起走路上下班。一位外企主管一直在吃减肥药,但她感觉体重反弹快,动不动就引发慢性咽炎。半年前听到有朋友走路上下班,她觉得这个主意不错,于是穿平底鞋上班,每次走40分钟,到单位后,再换上职业装和高跟鞋投入工作。走路上班半年以来,慢性咽炎未发。如今减肥药停服了,体重虽无明显下降,但感觉肌肉结实有弹性。现在,如果一两天不"走班",就感觉好像缺了点什么,浑身不舒服。

如今,越来越多的工薪阶层加入了"走班"行列,他们甚至将自己的队伍扩充到了网络，组建自己的QQ"走班"群，寻找同路的"走伴"。于是，"走班俱乐部"、"快乐走班族"等QQ群和网上部落应运而生。

走路要在自己身体能承受的范围内，如果感觉比较吃力，可在走上一段后再搭乘交通工具。一味地盲目走路，片面地追求减肥效果，则会伤害到自身健康。徒步行走的距离因人而异，如果个人的身体素质好，时间上也允许，多走一些也无妨。当然，刚开始时，要从短距离循序渐进地进行，以身体微感发热并少许出汗为标志。

◆徒步行走，要控制步伐前进的速度，最好保持自己的呼吸不要急促。行走的时间少则半小时，多则2个小时。进行徒步行走时，需要轻便的、易收汗散热的布鞋。走回家后，有条件的最好马上洗脚，把附在脚上的汗液及时清洗干净。在临睡觉的时候，用热水再泡泡脚，睡一个好觉。

相关链接

散步根据自己的体质进行

高血压患者：脚掌着地挺起胸。高血压患者散步，步速以中速为宜，行走时上身要挺直，否则会压迫胸部，影响心脏功能，走路时要充分利用足弓的缓冲作用，要前脚掌先着地，不要后脚跟先落地，因为这样会使大脑不停地振动，容易引起一过性头晕。

肥胖者：长距离疾步走。宜长距离行走，每日2次，每次1小时到2小时。步行速度要快些，这样可使血液内的游离脂肪酸尽快代谢，脂肪细胞不断萎缩，从而减轻体重；但要量力而行。

体弱者:胳膊甩开步子大。全身活动,才能促进人体的新陈代谢。时间最好在清晨和饭后进行,每日2至3次,每次半小时以上。

失眠者:睡前缓行半小时。晚上睡前散步,缓行半小时,可收到较好的镇静效果。

适量流汗,有益健康

不少人因工作和家庭所累,其运动量明显不足,容易患上多种疾病。适度运动对人体有诸多益处。要想健康长寿,运动必须保持应有的强度,即适量流汗。适量流汗的锻炼之所以能延年益寿,是因为大量的活动能增加血管弹性,消耗过多脂肪,降低发生心血管疾病的可能性。同时,运动能增强人的心理健康,减轻精神压力,改善胃肠道功能和促进新陈代谢,从而使高血压、糖尿病和结肠癌等疾病的发生率降低。美国哈佛大学的专家对17000余名每周经常从事"流汗活动"的中年人进行了长达20年的追踪调查,结果发现,与对照组(平时运动少,或运动量不大,且不能坚持的一组人群)比较,前者较后者的死亡率低25%;肺活量大10%;心血管疾病发生率低17%左右,寿命也延长5～7年。有关专家开出了运动处方,①每天骑自行车1小时;②以每小时5～8千米的速度行走45分钟,每周5次;③每天打1小时球(篮球、网球、乒乓球);④每周游泳3小时;⑤以每小时5～11千米的速度慢跑,每周3次。

个人应结合自己的实际选择运动方式,你可以选择其中一种方式进行锻炼或交替进行。必要时需体检合格后才开始进行运动,以免发生意外。

体育健身有章法——预防运动中的损伤

体育运动形式基本可以分为三大类型：一是有氧运动，又称耐力运动，如步行、骑车，有利于心肺功能；二是无氧运动，又称力量运动，如举重、跳跃可增强肌肉力量；三是屈曲和伸展运动，如太极拳、韵律操，可增强机体的柔韧性。运动形式最好三种类型都涉及到，可以交叉或分多次进行。青年人每天至少进行中等强度的运动1小时，同时参加能够增强肌肉力量、促进骨骼生长的锻炼，比如游泳、打篮球、变速跑等。对于健康的中年人，每天进行30分钟中等强度的运动是预防疾病的最低要求，老年人应该重点锻炼身体的灵活性、柔韧性和平衡能力，每天坚持散步、做操、太极拳等。体育健身运动有个适度问题，如果把握不好，就会产生伤害，所以提倡科学的健身方式方法。

●运动时的注意事项：①有健康隐患的人应先看病，后锻炼。急性病患者一般不能运动，慢性病患者要在病情得到控制的情况下进行。②因人而异、因地制宜。运动量、运动强度、运动类型应立足于个人能力，以方便舒适为原则。③循序渐进。缺乏日常锻炼的人，要逐步增加运动量，尤其要重视运动前的准备活动和运动后的恢复活动，以避免损伤。

●劳逸结合，持之以恒。重新开始一项运动时，适应期（7至15天）的过程逐渐适应。增加运动量时，宜延长时间，不宜加快速度。女性与男性相比肌力较弱，运动强度较大时，容易发生肌肉劳损、关节扭伤等。因此，女性运动前应充分做好准备活动。

●运动预防保健包括：①运动的基本身体条件。要有规律地生活，保证营养，注意皮肤和口腔卫生。穿戴适宜运动的服装、鞋袜和保护用品。②运动卫生,即运动方式、运动量的掌握。应采用经常性和较广泛的运动方式,运动量根据个人的具体情况和爱好适时调控。③注意运动环境和场所的基本条件,如地面、照明、空气流通程度,以及运动器械和辅助设施的安全。

●运动损伤后自救的基本原则。早期止血、防止肿胀,晚期消除淤血、炎症,促进愈合,减少瘢痕。运动损伤症状较轻者,2至3天后如果疼痛、肿胀减轻,可采用外敷(擦)药水、理疗、手法按摩、局部封闭等手段,促进愈合。如果损伤部位疼痛较重,尤其是活动后明显加重时,最好用硬纸板、夹板、支具包扎肢体。临时处理后,应尽快到医院,建议去运动损伤专科医院治疗。

第三章

警惕亚健康　远离过劳死

何谓亚健康

亚健康状态的表现即是,你说有病又没检查出什么大的毛病,你说没病又无精打采。时髦的说法是,这个人"没状态",又可称为"第三状态";因其主诉症状多种多样,又不固定,也被称为"不定陈述综合征"、"慢性疲劳综合征",它是人体处于健康和疾病之间的过渡阶段。当你经常感到身体不舒服,去医院检查身体各项指标并没有明显异常,你可能处于亚健康状态了。

亚健康在身体方面主要症状有:头昏、乏力、困倦、疲劳、心悸、失眠等等。在心理方面主要症状有:情绪低落、焦虑烦躁、记忆力减退、神经质等等。在情感方面主要症状有:空虚冷漠、孤独无助、轻率鲁莽等等。

亚健康状态在身体、心理、情感方面都有所表现。有医学专家综述为 20 余种症状:浑身无力、容易疲倦、坐立不安、心烦意乱、头昏脑涨、思想涣散、面部疼痛、鼻塞眩晕、心悸气短、颈肩僵硬、手足发凉、手掌发粘、手足麻木感、胃闷不适、咽喉异物感、眼睛疲劳、视力下降、起立时眼前发黑、耳鸣、便秘、睡眠不良、容易晕车、早晨起床有不快感等。

世界卫生组织对健康下的定义是:"健康是一种身体、精神和交往上的完美状态而不只是身体无病"。根据这一定义,研究人员经过调查发现,人群中符合世界卫生组织健康标准者约占20%,患有各种疾病者约占20%,而处于亚健康状态者占60%左右。"亚健康"状态是处于健康与疾病之间的临界状态,是患病前的信号。当代大多数人处于亚健康状态,这不能不引起我们的注意和警惕。

预防"过劳死"(慢性疲劳综合征)的措施

预防"过劳死"(慢性疲劳综合征)无特殊疗法,关键在于树立预防保健意识,在于平时的自我保养。

1. 适度休息。过度疲劳与过劳死有相关性但不是直接原因,过劳死往往有一些较严重的基础病因,但过度疲劳可以导致这些病因加重或是发病,造成不良后果。所以适度休息,早睡早起,保证足够睡眠时间,避免过度疲劳可以预防和减少由此导致的严重后果。

2. 心情舒畅。心理学研究发现,当一个人的心情愉快时,整个新陈代谢就会改善。经常保持愉快的心情,培养乐观开朗、积极向上的性格,是增加精神活力,防止慢性疲劳综合征的精神良方。

3. 合理营养。食物多样化能达到营养平衡。长时间在室内静坐的人,能量消耗低,应适量减少油脂的摄入。少吃油腻及不易消化的食品,常食新鲜蔬菜、水果及奶类和豆制品。那种单纯依靠咖啡、香烟来刺激神经兴奋的做法,是不可取的;单纯依赖滋补药物也不妥。药补不如食补,况且是药三分毒。

4.体育锻炼。知识分子的工作具有静而不动的特点,易使人疲惫的莫过于长期伏案、久坐少动。正是由于这种以脑力活动代替身体活动的工作性质和特点,使得知识阶层中高血压病发病率远高于体力劳动者。发病年龄也有所提前,往往从40岁起就开始发病,以后逐年上升,到50岁左右达到发病高峰。养成喜爱体育锻炼的习惯,是预防"过劳死"重要的一环。运动能增加心肌收缩能力,增强机体抗病的能力,还可以加快人体的新陈代谢,帮助排除废物,从而起到健康的作用。

对于中老年人来说,重要的一点是日常生活和工作中要增加"动"的环节。建议每天至少运动30分钟,每周至少5次。上班时若离单位不远,最好以步代车。在工作时,每坐1小时就应起来走动走动,或练练健身操,或散散步。节假日要为体育锻炼留出时间,忌在酒桌旁、牌桌旁或电视机、电脑旁过多地消耗时间。

5.定期体检。早期发现疾病,防患未然。一些处于公众关注中的知名人士,长期处于高度紧张状态,承受的压力比普通人要大,相对来说更易产生一些功能上和器质上的病变,所以更要关注自己的健康。

6.治疗高血压、高血脂等疾病。一些有这类疾病的人特别是合并动脉硬化症者,要多留意自己的身体状况,戒掉烟酒。避免情绪激动,出现心绞痛或心律失常时要及时医治。

静态作业中的预防与保健

静态作业又叫静力作业,即人体和四肢关节保持不动时所进行的作业,如IT网络工作人员、财会出纳人员、编辑校对人员等。静力作业的特征是能量消耗水平不高,但却容易疲劳,引起某些肌

肉或关节的过度紧张,造成疼痛或损伤,如腰酸背痛、消化不良、下肢静脉曲张、痔疮、神经衰弱综合征等。预防与保健要点:

1. 在工作开始之前,对各关节进行充分的活动,避免疲劳的发生;工作1至2小时后,站起来活动活动颈部和腰部,或做做伸展运动,或做做眼保健操。工作后,进行局部按摩,热水敷浴等。长期伏案工作者,长期站立工作者,应经常变换坐、立姿势。

2. 静力作业本身的活动量较小,应加强体育运动,如体操、跳绳、打球、跑步、游泳、爬山、打太极拳等;工作单位最好能建立工间操制度。

3. 保持良好的精神状态,正确运用各种操作技术,提高技术熟练程度,减少疲劳发生,使人的工作达到最优化。

4. 合理膳食,平衡营养,各种维生素摄入量要充分。

5. 增加工间休息次数和午休时间,避免过度疲劳。保证充足睡眠。

低头伏案者的自我保健

1. 伏案工作一小时,便进行十分钟的转头、转肩、耸肩、按摩运动。①转头:平坐,头部肌肉放松,向前低头,慢慢转向左肩,然后再转向右肩,重复做8~10次。②转肩:坐或站均可,右肩使劲地向右后转动32次左右;稍停,左肩使劲地向左后转动32次。每天做2~3遍,有松弛肌肉,缓解紧张、疲劳的作用。③耸肩:平坐,尽力向上耸起双肩,吸气、屏气。默数至8;然后呼气放松,双肩自然落下。重复做6~8次,可使颈、肩部肌肉放松,缓解肌肉酸痛。④按摩:用双手或一手指肚按摩太阳穴,由轻到重,使局部出现酸胀感。然后两手拇指的指肚自耳上方到风池穴之间来回慢慢地揉摩3～4分钟,在颈背部的酸痛点处,用手指以中等力量按摩1～2分钟。按摩时颈部肌肉要尽量放松。每天早、中、晚各做一次,每次5～10分钟左右。坚持有效果。

2. 坚持午睡。应提倡脑力劳动者午睡。午睡后人会感到精力旺盛,思维清晰,注意力集中。注意:①午饭后不要马上躺下就睡,最好休息十几分钟,待胃中食物有所消化后入睡。②午睡宜躺卧。坐在椅子上、沙发上打盹儿,或伏在桌子上睡,都有损健康。因为熟睡时,心率变慢,血管扩张,流入大脑的血液就会减少,特别是饭后,较多的血液要进入胃肠系统,若再坐着睡,时间长了会使脑部缺氧,易产生头晕、耳鸣、腿软、乏力等不适症状。伏卧桌上会压迫胸部,影响呼吸,影响血液循环和神经传导,使双臂双手发麻。因此午睡以躺卧为好。③午睡时间以30～60分钟较为适宜。不论时间长短,只要睡着了,便达到了效果。没有午睡习惯者不要强迫自己午睡。

3. 经常体育运动。如体操、步行、太极拳、八段锦等等,都有消除静力性疲劳的作用,对预防长期伏案工作而发生的疾病有好处,关键在于长期坚持下去。

4. 适量补充维生素。体弱身虚者常服维生素是必要的,但不宜过量,不宜连续久服,以免损害肝、肾;最好的办法是经常吃些水果和蔬菜,注意品种多种多样。

怎样预防职业过度综合征

越来越多的白领一族头痛头晕、眼睛干涩,他们抱怨颈部和腰部不适,感觉肩背腕疼痛,有的还有焦虑、失眠、紧张、免疫力降低等症状,严重的甚至不得不前去就医。

深圳有位年轻的白领人士自身期望过高,定下的人生目标为:"一百万存款,一栋花园别墅,一辆新式小车"。为此,他的生活节奏加快了,没日没夜地干,整天像机器人那样拼命地工作——从而导致疲劳、失眠、多疑、孤独、情绪激动、焦躁不安、爱发脾气、对外界事物兴趣减退、对工作产生厌倦感。结果不幸出现了严重的精神病,只好退出上班一族。工作量大、时间长、节奏快、脑力工作过度会使人们感到焦虑、紧张,长期高负荷工作会导致神经系统障碍和心血管疾病;长时间伏案、站立或工作方式的不适当易引起肌肉筋骨酸痛。超正常时间的过量工作是造成"白领综合征"的主要原因,所以不妨把这类疾病看做是"职业过度综合征"。

◆预防处方:①暂时丢掉工作和困扰,放松身心,使精力得到及时恢复。②每天工作6至8小时,最多不能超过10小时。③每天保持8小时左右睡眠,早睡早起,定时休息为最好。④每天至少坚持体育锻炼30分钟,体育锻炼1到2个小时为佳。选择打球、跑步、散步、做操等运动。⑤每天坚持1至2小时身心放松,如听广播、欣赏音乐,与家人朋友聊聊天,享受天伦之乐,到公园(野外)散步或读书、或下棋、或盆栽花卉,以此来放松身心。学会忙里偷闲,生活有劳有逸。

吃"五颜六色",利养生保健

红色食品 红辣椒中的巨噬细胞能抵御感冒病毒。胡萝卜在体内转化成维生素A,常食可以增强人体抗御感冒的能力。还有红米、红枣、红薯、山楂、苋菜、洋葱、番茄、苹果、草莓、老南瓜等具此功效。

紫色食品 紫色蔬菜具有抗血管硬化的作用,可阻止血凝块形成引起的脑中风。有心脑血管疾病者,建议常吃樱桃、茄子、李子、紫葡萄、黑草莓等。

黄色食品 黄色果蔬如黄豆、杏子含维生素 A 和 D。维生素 A 能保护胃肠黏膜,防止胃炎、胃溃疡等疾患发生;维生素 D 有促进钙、磷两种矿物元素吸收的作用,进而达到壮骨强筋之功,对于儿童佝偻病、青少年近视、中老年骨质疏松症等常见病有预防之效。

黑色食品 黑米、黑豆、紫菜、黑芝麻、黑木耳可明显减少动脉硬化、冠心病、脑中风等严重疾病的发生概率。黑木耳还可治疗高血压、尿路结石等疾病。

白色食品 冬瓜、甜瓜、竹笋、莴苣等白色果蔬,常食对调节视觉与安定情绪有一定作用。对于高血压、心脏病患者益处颇多。

绿色食品 绿色的果蔬含有铁质叶酸、钙元素等孕妇不可缺少的营养素,享有"生命元素"的称号。

预防亚健康的饮食疗养——药粥调养身体

红枣花生核桃粥 红枣 10 枚,花生、核桃仁各 15 克,大米 100 克,加清水熬煮成粥,早或晚温热食用。适用于气血两虚、身心劳累、皮肤干燥者。

人参糯米粥 取人参 10 克,山药粉、糯米各 50 克,红糖适量。先将人参切成薄片,与糯米、山药共同煮粥,待粥熟时加入红糖,趁温吃下。每天 1 次。

酸枣桂圆粥 酸枣仁 30 克捣烂,双层纱布包好,桂圆肉 15 克,粳米 100 克,加清水熬煮成粥,用红糖 10 克调味,早晨温热食用。适用于心脾气血不足所致,面色萎黄与肌肤干燥者。

红小豆粥 红小豆 250 克,大米 100 克,食盐、味精少许。红

小豆、大米淘净入锅,加水适量,用武火烧沸,再用文火熬煮即成。每日1次。效用:利水、健脾。用于体型肥胖、面色虚浮者。

鳗鱼山药粥 取鳗鱼1条,去内脏,山药、糯米各50克,各种调料适量。先将鳗鱼切片放入碗中,加入料酒、姜、葱、食盐调匀,与山药、糯米共同煮粥食用。每天1次。

养颜补血粥 取当归1克,川芎3克,黄芪5克,用米酒洗后,切成薄片,加上红花2克,装入布袋,加入鸡汤1000克,清水适量,煎取药汁,去布袋加入大米100克,熬煮成粥。每日1剂,分数次食用,可补血、理气、除斑,容颜红润、悦色光泽。

◆在中医看来,慢性疲劳综合征的发生主要是肝脾肾的功能失调,加之长时间的精神紧张,身心劳累,内外相因,导致人体气血阴阳失衡所致。因此,用药粥来调治,可以增强人体的自我更新和自我恢复能力。"虚劳证"精气不足者,食药粥有益。晨起胃肠空虚,一碗温热的药粥滋润肠胃,且极易吸收,很适合病后体虚之人。粥在早、晚进食均可,以适应人体肠胃空虚的生理特点。药粥由药物、米谷及调料三部分组成,它取药物之性、米谷之味,食借药力,药助食威,二者相辅相成,相得益彰,且取材方便,制作简易,寓治疗与饮食之中。

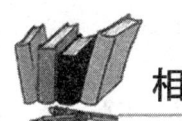

相关链接

粥疗歌

若要不失眠,煮粥添白莲。
要使皮肤好,粥里加红枣。

腰酸肾气虚,煮粥放板栗。
心虚气不足,粥加桂圆肉。
头昏多汗症,粥里加薏仁。
润肺又止咳,煮粥加百合。
消暑解热毒,常饮绿豆粥。
乌发又补肾,粥加核桃仁。
若要降血压,煮粥放荷叶。
滋阴润肺好,煮粥加银耳。
春季防流脑,荠菜煮粥好。
健脾助消化,煮粥添山楂。
梦多又健忘,粥里加蛋黄。
滋补耐饥寒,煮粥放葡萄。
消肿治脚气,赤豆熬稀粥。
生津又和胃,甘蔗粥美味。
伤风又感冒,生姜煮稀粥。
滋肾明肝目,枸杞粥效高。

盐煮毛豆——补铁、补钙

毛豆含有丰富的植物蛋白、多种有益的矿物质、维生素及膳食纤维。蛋白质不但含量高,而且易被人体吸收利用,为植物中唯一含有完全蛋白质的食物。毛豆中的卵磷脂是大脑发育不可缺少的营养之一,有助于改善大脑的记忆力和智力水平,毛豆中还含有丰富的食物纤维,不仅能改善便秘,还有利于降低血压和胆固醇。毛豆中的钾含量高,夏天常吃,可以帮助因出汗过多而导致的钾流失,从而缓解由此而引起的疲倦无力症状。毛豆中的铁易于吸收,可以作为儿童补充铁的食物之一。注意：煮熟或炒熟后再吃，对黄豆有过敏体质者不宜多食。

遗精食疗法

遗精次数频繁，并伴有精神萎靡、头昏无力、腰酸腿软等症状的未婚男性，在对症治疗的同时，可选用下列食疗方：

莲子银耳蛋汤　取白莲子30克，山药20克，银耳10克，共煮汤后再加入鸭蛋两个，砂糖适量，调味后分两次服食。治阴虚火旺的遗精。

苁蓉羊肉粥　取肉苁蓉20克，精羊肉250克（切碎），大米100克，共煮粥，分两次服食。治肾虚遗精。

锁阳粥　取锁阳20克，大米60克，共煮粥食之，每日早晚各1次。久服能治长期遗精不止者。

补骨脂炖狗肉　取狗肉500克，补骨脂20克，熟附子10克，共炖至熟烂，加佐料调味，分3次服食。治肾阳亏虚引起的遗精。

通过食物改善性生活

1. 海鲜　海鲜和瘦肉一样富含锌元素。如果缺乏锌将导致性欲低下，精子量少，甚至阳痿。男人每次射精中大概含有5毫克锌，是每日锌摄入量的1/3，因此性生活越频繁，就越需要补充更多的锌。

2. 蛋类　研究表明鸡蛋中所含的物质可以有效提高性欲。何首乌煲鸡蛋：何首乌6克、鸡蛋2枚。功效：补肝肾，益阴血。

3. 人参 每天吃 1 克人参将有助于缓解疲劳和紧张,同时,人参可提高性欲。在此提醒:滋补药并非人人适宜。不该补的补了,反而增加人体代谢的排泄负担。中医讲究辨证施治,体质过虚的切忌随意大补,否则"虚不受补",反而补出乱子来。滥用补品,有害无益。

4. 大葱 葱的营养十分丰富,它含的各种植物激素及各种维生素能保证人体激素正常分泌,从而起到壮阳滋阴的作用。

5. 芹菜 利尿,促进体内毒素的排放。我国民间认为,芹菜有增强性功能作用,并可壮胆。

补血食疗汤羹

红枣花生羹 干红枣 50 克洗净,用温水泡发;花生米 100 克,将泡发的红枣和花生米同煮。熟后,用小火煮半小时左右,加红糖 10 克即可。适用于病后血虚、营养不良及恶性贫血。

当归羊肉羹 羊肉 250 克洗净,切成小块;黄芪 20 克,当归 4 克,纱布包裹,用线捆扎好,同放入砂锅,加水适量炖煮。小火煨至羊肉将烂时,再放入生姜 3~5 片、食盐少许,待羊肉熟烂即可,以喝汤为主,也可吃肉,适用于病后气血虚弱,贫血。

制首乌鸡蛋汤 制首乌 15 克,红枣 10 枚,加水适量同煮 30 分钟,随后打荷包蛋一只,饮汤食蛋。适用于缺铁性贫血。

桂圆香米饭 水一碗、红糖 2 汤匙、麻油 1 汤匙、桂圆果肉(干)适量、黑糯米或红糯米一碗。做法:糯米洗净,加入水,浸泡约 4 小时以上。放入电饭锅内煮至开关跳起,再焖约 20 分钟。然后,趁热拌上红糖及桂圆肉、麻油,再入电锅蒸约 10 分钟即成。

提 醒

贫血病人吃什么食物好：贫血病人多吃含铁成分多的食物，如瘦肉，蛋类。蔬菜中的苜蓿，菠菜，芹菜，油菜，萝卜缨，荠菜，西红柿。水果中的桃，李，杏，葡萄干，红枣，樱桃等。

盲目补铁当心中毒。有的人误认为贫血都是缺铁引起的，因此大量服用含铁丰富的食物或各种补铁保健品。如服用大量硫酸亚铁，或食用铁器煮的海棠、山里红等酸性食品，可能导致急性铁负荷过重；如长期给非缺铁性贫血患者补充铁剂或高铁饮食，则会出现慢性铁负荷过重，即便是缺铁性贫血患者，补铁也要适可而止，并不是补得越多越好，否则会引起恶心、腹泻、昏迷等中毒症状。合理膳食可以满足人体对铁的需要，如果不是因为缺铁导致的贫血，不要盲目补铁。

第四章

抵御环境污染对身体的损害
—— 绿色生活新时尚

少穿化纤品，常穿棉织衣

在所有的纤维性植物中，棉花是迄今为止与人的皮肤最能靠近的，它对冷风有不可替代的抵抗作用，透气、不带静电、没有光污染。棉织品不但对强光冷气等对身体不利的因素有隔离作用，而且吸水性能与保温功能好。穿上一套纯棉内衣，睡到天明，便会有一种轻松清爽之感；而穿上一套腈纶或化纤内衣睡觉，第二天便有皮肤干燥发痒感觉，甚至起红斑。化纤内衣没有保温透气作用，而棉布对人体有天然的亲和力。当衣着舒适时，身体与贴身内衣形成的最内空气层气温为32℃左右，相对湿度在50%左右，气流几乎是静止的。因此，无论什么季节，以棉花为主要质料的生态服装，能使身体周围形成温、湿度适宜的"小气候"。

购买绿色认证的服装。获得绿色认证的服装上标有"中国环境标志"字样，说明产品在生产、消费和再回收过程中，对人类和环境无害或通过相应措施能够减少对人体的危害。我们手中的钞票就像是"绿色的选票"，哪种产品符合环保要求，对人体健康有好处,我们就选购哪种产品,这样它就会在市场上占有越来越多的份额;哪种产品不符合环保要求,我们就不买它,这样它就会被逐渐淘汰,或被迫转产为符合环保要求的绿色产品。

新衣服买来后不要直接穿

不少人穿着新买的服装后出现痒痛、红肿等病症,还以为是自己皮肤过敏,其实是衣服的材料中加入了甲醛、清洁剂、荧光增白剂等有毒物质。

在纺织品和衣料中,为了起到防腐防皱的效果,添加了微量的甲醛,由于含量很小,一般不会对人体造成什么危害,但少数过敏性体质的人容易引起过敏性皮炎。有的人觉得衣服都是新制作的,又用塑料袋包装得严严实实,很干净,买回去不洗就直接穿,这往往容易引起过敏或其他疾病。衣服在制作过程中会沾染许多灰尘和病菌,衣料和颜料中含有各种化学成分。提醒人们,新衣服买来后不要直接穿,特别是内衣,用清水漂洗,通风晾干,这样可以清除衣服上的灰尘,使衣料里面所含的甲醛尽可能挥发。

合理膳食,均衡营养——预防代谢综合征

现代人的许多毛病是"吃"出来的,现在许多地区富裕了,甩开腮帮子放开吃肉;过去多吃粗粮,现在常吃精白米、精白面,不是富强粉馒头不买;吃的面精白了,脸却变蜡黄了。饮食结构的"西化"趋势,导致疾病的模式也发生了变化。常言道"病从口入",过去指的是吃了不干净的东西得病,现在多半是大鱼大肉、精白米面所

致。由于一些人没有注意平衡膳食,"吃"出了毛病,导致了某些营养性疾病或慢性病。饮食不合理致病的过程缓慢,短时间内不易察觉,但后果却十分严重。当代富裕型"文明病",如肥胖、糖尿病、高血压、高血脂和心脑血管病等这些相互联系、互为因果的疾病,有人称之为"代谢综合征"。它由不健康的饮食和生活习惯日积月累而成,餐桌上的大鱼大肉,烟酒无度,经常熬夜,于是电脑综合征、白领综合征等新的词汇,频繁地出现在人们的面前。

广食五谷,粗食细嚼,可谓是天然的、简便的、可靠的保健方式。据报载,有一位百岁老人,其齿坚固,竟无一脱落。生活能自理,还能到田间劳动。问其长寿经验,他说,早睡早起,天天劳动,没有忧愁,常吃五谷杂粮。米、麦碾破之,皮从不丢,食之有味。其实,凡长寿者,几乎都有粗食杂食习惯。可是有些人并不相信能吃出健康,觉得它不像吃药那样立竿见影,殊不知,膳食如果安排不合理,就会每天都在损害健康,日久天长,自然会造成百病丛生。资料显示,食用适量的蔬菜、水果可以降低癌症和心脏病的发病率。坚持以"以植物性食品为主,动物性食品占一定比例"的传统膳食结构,能预防富裕型"文明病"。

值得注意的是,正当我们饮食结构出现"西化"趋势之际,发达国家却在走回头路。美国把粗粮和蔬菜列为"食物指南金字塔"的基座;在德国,全麦面包销路大畅;在俄罗斯,主妇们热衷于黑面包;在新西兰,流行"主食吃杂一些,配以豌豆、蚕豆"。我国与发达国家在饮食习惯和观念上的逆向变化提醒:需要审慎对待饮食"西化"的误区。

相关链接

食物互补,平衡膳食

五谷宜为养,失豆则不良;五畜适为宜,过则害非浅;五菜常为充,新鲜绿黄红;五果当为助,力求少而精;气味合则服,尤当忌偏独;饮食贵有节,生活有科学。

接受平衡膳食的观念

五谷宜为养,失豆则不良——人体中约有80%的热量来自谷类食物,再加上富含有赖氨酸的豆类,营养就平衡了。五畜适为宜,过则害非浅——动物性食品包括畜禽肉类、水产类、乳类、蛋类食品。有节制地食用,对人体健康也有益处,但不可过量,吃多了有害健康。五菜常为充,新鲜绿黄红——常吃新鲜的、各种颜色的蔬菜,能充实身体,被誉为"天然长寿药"。绿色蔬菜含有叶绿素,黄色蔬菜里有胡萝卜素,红色的蔬菜里有番茄红素。民间有"食不可无绿"的说法。五果当为助,力求少而精——常食各种鲜果和干果,有辅助、帮助人体健康的作用,但不要以水果为主食,少而精为宜。身体虚弱者要慎用、少用。须注意的是:催生、催熟水果(反季节水果),大都有污染,食之不慎或过量过冷,有损健康。一般来说,是什么季节,便吃什么水果。气味合则服,尤当忌偏独——寒、热、温、凉为四性,酸、甜、苦、辣、咸称五味。在中医上,"四气五味"

合称为性味,存在于食物之中。食物性味不同而功能各异,所以对人体也具有不同的作用。故在选择食物,尤其是在进行"食补"时,要依据其性味,加以合理选择,以期达到因人施补的效果。饮食贵有节,生活有科学——吃饭要有节制,定时定量。那种好的吃个死,不合口味的死不吃,狂饮暴食、饥一顿、饱一顿,有损健康。

平衡膳食、辨证用膳 我们的祖先从生活中,创造了"寓医于食"、"医食同源,药食同用"的营养学理论,食用、食养、食补、食疗、食治、食忌、食禁,得到了广泛的应用。在民间有"饮食清淡,素食为主"、"可一日无肉,不可一日无豆"、"粗茶淡饭,青菜豆腐保平安"、"萝卜进了城,医生关了门"、"冬吃萝卜夏吃姜,不劳医生开药方"、"三天不吃青,两眼冒金星"等诸多关于膳食营养的谚语。我国长寿老人大都以素食为主,食品多而杂。为此,学习点营养知识、接受平衡膳食的观念可以预防许多疾病。

五谷杂粮保健康

大鱼大肉并不等于吃得"好",平衡膳食,均衡营养,才算"吃出"健康。根据中国营养学会推荐,做到均衡的营养,每日摄入的食品种类应在40种以上,实际上,我们不可能做到。但有个基本的原则,那就是常吃五谷杂粮,常吃蔬菜水果。

在《本草纲目》五谷篇中,记载了人们平时食用的粮食有三十多种。大麦、小麦、荞麦、玉米、高粱、稻谷等,均有不同的营养及药用价值。大麦性温和,能益气调中;小麦养肝气、止虚汗、利小便;面粉厚肠胃,去积消肿;麦麸能去淤血;荞麦皮清肝明目;高粱能润肠胃、止霍乱。煮烂后的谷物能形成蛋白淀粉黏液,在多种饮食中制成浓汤,易于吸收消化,如我们常吃的各种粥、面糊等。患胃肠病患者服用谷物的浓汤,在胃中很快消化,起到治疗的作用。

提倡吃五谷杂粮,但不提倡吃精白米、精白面,更不提倡吃什么麦当劳、汉堡包。谷类中脂肪较少,谷类中的脂肪大部分为不饱和脂肪酸,还有少量磷脂。例如:玉米油中亚油酸含量高达60%,是动脉硬化、冠心病、高血压、脂肪肝、肥胖症和老年人的理想食用油。

玉米——世界公认的"黄金作物"。玉米纤维素比精米、精白面粉高4～10倍。纤维素可加速肠部蠕动,排除致大肠癌的因素,降低胆固醇的吸收。玉米能吸收人体的一部分葡萄糖,对糖尿病有缓解作用。玉米胚芽中含维生素E尤为丰富,它可使皮下组织丰润,皮肤富有弹性和光泽。营养学家指出,如食物中2/3为大米,1/3为玉米,那么蛋白质利用率可以从58%提高到71%,可起到蛋白质的互补作用。

美国医学会普查,发现原始的印第安人没一个高血压,没一个动脉硬化。原来是吃老玉米的作用。后来发现老玉米里含有大量的卵磷脂、谷物醇、VE,对预防高血压、心脑血管病有积极的作用。经常吃玉米、喝玉米面糊糊、玉米羹,不用多花钱,就防治了动脉硬化。玉米洗净煮食时最好连汤也喝,如将玉米须同煮降高血压效果更为明显。

荞麦——有"三降"(降血压、降血脂、降血糖)功能。有其他谷物所不具有的"叶绿素"和"芦丁"。其维生素B_1、维生素B_2比小麦多2倍。荞麦里含有18%的纤维素,可以预防肠道癌症。据调查,坐办公室的人,易患直肠癌、结肠癌,应常吃些荞麦面等粗粮。

薯类(白薯、红薯、山药、土豆)——吸收水分、脂肪糖类、毒素。吸收水分,润滑肠道,不患直肠癌。吸收脂肪糖类,不患糖尿病。吸收毒素,不发生胃肠道炎症。红薯含8%的膳食纤维,通便功能很强。日本东京大学曾对130种植物性食物抑制胆固醇生成的功效进行研究,发现红薯是其他食物作用的 10 倍。

燕麦、莜麦——降血脂、降血压。莜麦的蛋白质比大米、面粉高,莜麦脂肪成分中的亚油酸含量较多,易被人体吸收,有降低人体血液中胆固醇的作用。莜麦含糖成分较少,是糖尿病患者的理想食品。

小米——多种营养价值,利于人体吸收。现在为什么有人吃鸡鸭鱼肉,住高楼大厦,可睡不好觉呢?而那些山沟里的老头老太太们不知道什么叫失眠,躺在床上就呼呼睡。营养学家在农村普查过,人家是常喝小米粥。所以现在有人是早上一碗玉米粥,精神焕发,晚上一碗小米粥,呼呼大睡。

相关链接

健康生活歌谣

膳食讲科学,进食八分饱。少食宜多餐,清淡有味道。
宜少脂盐糖,蔬菜常吃好。常吃奶鱼豆,海带也需要。
生活有规律,早睡早起好。劳逸要结合,疾病早治疗。
遇事莫急躁,适当动手脑。豁达开口笑,健康不衰老。

从四方面把好"入口关"

所谓"病从口入",就是说许多疾病的发生都与饮食有着密切的联系,故应从四方面"把好入口关"。

一是养成良好的生活卫生习惯。饭前便后要洗手。提倡分餐制。不吃腐败变质的食物,生吃瓜果蔬菜要洗净,烹饪食品时应生、熟分开,冰箱中的剩余食品,要充分加热后进食。良好的饮食习惯可以有效地阻断"病从口入"。二是定时定量,避免暴饮暴食,避免"口福成灾"。提倡饮食清淡少盐,饮酒适量。三是饮食均衡,合理膳食。保持人体所需热量与所摄入的营养素之间供需平衡;人体所摄入的各种营养素之间的平衡;体内酸、碱之间的平衡等。四是加强体育运动。食量与体力活动要平衡,保持适宜体重。

中国营养学会制定了《中国居民膳食指南》,提出了合理膳食的具体方法。提倡食物多样,谷类为主;多吃蔬菜、水果和薯类;常吃奶类、豆类或其制品;经常吃适量的鱼、禽、蛋、瘦肉,少吃肥肉和荤油。膳食指南纠正了"吃好求口味"的饮食误区。

清除蔬菜污染的简便法

清水浸泡 主要用于菠菜、生菜、小白菜等叶类蔬菜。一般先用清水冲洗掉表面污物,然后用清水浸泡10分钟左右,可清除残留的大部分农药成分。为加速农药的溶出,可加入果蔬清洗剂。

盐水浸泡 在清洗青菜的水里撒一些盐,可以把蔬菜里的虫子清洗出来。

碱水浸泡 用碱水浸泡可迅速分解蔬菜里的残留农药。将初步冲洗后的蔬菜放入碱水中,根据菜量多少配足碱水。在500毫升清水中加入食用碱5至10克,浸泡5至10分钟后,用清水冲洗蔬菜。

加热烹饪 氨基甲酸酯类杀虫剂等残留农药,随着温度的升高分解速度会加快。常用于芹菜、圆白菜、青椒、豆角等。先用清水将表面污物洗净,放入沸水中2至5分钟捞出,然后用清水冲洗1至2遍后,再烹饪成菜肴。

去皮法 对于带皮的蔬菜如黄瓜、胡萝卜、冬瓜、南瓜、茄子等,削去含有残留农药的外皮,食用肉质部分。

储存保管法 农药在空气中随着时间的推移,能够缓慢地分解。对一些易于保管的蔬菜,可以通过一定时间的存放,来减少农药残留量,如冬瓜、南瓜等不易腐烂的品种。

饮鲜果菜汁,除体内垃圾

鲜果鲜菜汁能解除体内堆积的毒素和废物,进入人体消化系统后,使血液呈碱性,把积存在细胞中的酸性毒素溶解掉,并排出体外。蔬菜汁的制法很简单,将蔬菜洗净切成小片,放入榨汁机中搅拌即可,饮用时用白糖或蜂蜜调味。

自制蔬菜汁注意:①制作时应将其清洗干净,避免由此带来的肠道疾病。②现榨现饮,避免营养成分降解和细菌的滋生。③一般能生食的皆可榨汁饮用,但豆角、土豆等不能生食的则不能榨汁饮用,以免引起不良后果。④蔬菜汁可作为辅助或特殊人群(婴儿、孕妇、老年人等)补充营养之需要,但不能依靠蔬菜汁替代三餐饭。

家厨废料成美食

爆炒冬瓜皮:把冬瓜皮洗净,切成细细的丝。加辣椒爆炒,少放些醋出锅。翠绿清香、酸辣爽口。

爆炒西瓜皮:把西瓜的绿皮和红瓤去掉,与爆炒冬瓜皮的步骤差不多。

红烧柚子皮:把柚子外面的老皮去掉、晒干,用时在水里泡几个小时。与红烧肉同烧。

凉拌莴苣叶:莴苣叶子不要丢掉,用开水焯后,放些佐料凉拌,还可做馅包包子、包饺子吃。

蘸酱萝卜叶:小红萝卜叶子洗净后蘸酱吃;胡萝卜叶子可以切碎,拌面蒸着吃;白萝卜的叶子可以凉拌或腌了吃。

萝卜缨汤:樱桃萝卜含有较高的矿物质元素,有健胃消食、除燥生津、止泄利尿等功效,生食有促进肠胃蠕动、预防肠道癌等作用。另外,吃萝卜的同时,别随手扔掉萝卜缨,它的维生素C含量,钙、镁、铁、锌含量比樱桃萝卜的根高3至10倍。萝卜叶可做汤,与主食共用。萝卜叶还可切碎和肉末一同炒食;还可做成包子馅、饺子馅。

菜根能治病:①干白菜根一块,红糖30克,生姜3片,水煎服,可治感冒。②空心菜根120克,水煎服,可治痢疾;空心菜根120克,醋与水各250毫升,同煎汤含漱,可治龋齿牙痛。③用鲜黄瓜根30克,水煎后加白糖饮服,可治急性肠炎、腹泻。④把苦瓜根晒干研末,调蜂蜜外敷可治热毒、疔疮;苦瓜根60克,冰糖30克,加水煎服,可治热毒泻痢。⑤芹菜根60克,大枣10枚,水煎,吃枣喝汤,可预防动脉硬化。⑥把韭菜根、叶捣烂取汁,取一杯温开水冲服。1日1次,适于治急性肠炎、慢性便秘。

橘子皮的保健功能:①熬粥时放橘皮,芳香可口。对于胸腹胀满或咳嗽痰多的人,有治疗作用。②做馒头时放一点到面粉里,蒸出的馒头有清香味。③做肉汤时,放几块橘皮,汤味鲜美,没有油腻的感觉。将橘皮洗净烘干,压成粉末做调味品,做菜、汤时放一点,味道好。④橘皮9克,核桃仁1个,生姜3片。水煎服,治疗感冒咳嗽。取晒干的橘子皮适量,浸泡在白酒中20多天后再饮用,有清肺化痰的功效。橘皮适量,烤焦研末,加凡士林调涂患处,治疗冻疮。

"家厨眼中无废料"。把别人认为是废料的东西,烹制成美味佳肴。菜花和包菜的根可以做成泡菜,红薯叶子可以煮面条,芝麻叶子可以做凉拌菜或炒菜。广东有道名菜叫"柚皮扣",就是用柚皮和猪后腿肉做成的。

请关注具有保健功能的食物

●红枣

红枣性温味甘,壮胃气,健脾肾,调和药性,养血宁神,可改善怕冷、苍白、手脚冰冷症,并可减少烦躁与抑郁。《齐民要术》所论42种果品中,枣居首位,与桃、李、杏、栗并称为五果。民谚称:"一日吃数枣,终生不显老"。

●核桃

核桃的脂肪含量低,可以保护心脏,降低胆固醇,是最好的补脑坚果类食品。研究发现,常吃核桃可延长寿命5到10年。

●花生

适量食用花生有益健康。花生性味甘平,有健脾和胃、润肺化痰、滋养调气、清咽止咳等功效,还有降压、止血和降低胆固醇的作用。花生含有人体必需的多种氨基酸,还含有较多的谷氨酸、天门冬氨酸,对促进人的脑细胞发育和增强记忆力,有良好的作用。花生中钙的含量也很高,比猪肉和牛肉高5~11倍。美国哈佛大学医学院研究提示:常吃花生者不易患胆结石。大部分胆结石是胆固醇性结石,而花生对胆结石的预防作用,可能正是源于花生具有调节脂类代谢的功能。饱和脂肪容易阻塞人体的动脉血管,导致心脑血管疾病,而花生含有不饱和脂肪,有助于清洁人体的动脉血管——但以不过量食用为前提,常吃少吃,以免过多摄入热量而发胖。

●绿茶

据传说,唐代有一个和尚活了130岁。唐宣宗问他:你活了这么大年纪,是吃了什么长生不老的药?和尚回答说:我从小家中就很穷,从来不知道什么是药!只是爱喝茶罢了。唐宣宗就赐给这个和尚一个名字,叫"五十斤茶"。有人调查了南京市长寿老人,发现百岁长寿老人中,很少吃药,很少生病,但其中有不少老人爱喝茶。迷信药物、滥用药物、依赖药物是很难健康长寿的。日本的营养学家认为,每天喝4杯绿茶,癌细胞就不会分裂,而且即使分裂也要推迟9年以上。

适量饮茶好处多,但如果饮茶过量,饮茶时间、方法不合适,不仅起不到好作用,反而于身体不利。如饭后立即饮茶会冲淡胃液,用茶水服药达不到服药的效力。饮茶应掌握"清淡为宜,适量为佳,随泡随饮,饭后少饮,睡前不饮"的原则。一般饭后半小时饮茶为宜。但,喝浓茶不好,喝烫茶不好,有胃病、患神经衰弱睡不着觉的人最好不要喝茶。另外,茶能消解钙,经常喝茶的人要常补充些酸奶、豆腐、骨头汤,以预防骨质疏松症。

●酸奶、牛奶

喝酸奶有利于维持肠道中的细菌平衡,抑制有害的细菌。牛奶中含有将近5%的乳糖,可促进人体对钙和铁的吸收,预防骨质疏松。睡眠不好的人,睡前喝温牛奶有助于睡眠。早晨不要空腹喝牛奶,应有一杯牛奶和适量谷物类食品。在喝牛奶的前后一小时内,不宜吃水果等酸性食物,因为牛奶中的蛋白质遇到果酸后会凝结,影响消化和吸收。牛奶和茶不要一起喝,会影响钙的吸收,两者相隔至少半小时。

●蘑菇汤

蘑菇能提高免疫功能。一个办公室有人老感冒,有人却不得病,什么原因?就是免疫功能不一样。喝蘑菇汤能提高免疫力。

●骨头汤

常喝骨头汤延缓衰老。骨头汤里含琬胶,有强身健体的作用。随着年龄的增长,人体骨髓造血细胞的功能逐渐衰退,此时人们就需要从食物中摄取琬胶,来增强骨髓造血细胞的能力。而含有琬胶的食物首推动物的骨头。现在世界上不少国家有骨头汤街。

●全麦面包

用酵母处理过的全麦面包,再加点奶酪,有利于营养均衡。奶酪中富含叶酸,可以解决贫血症和肠类疾病等问题。怀孕的女性,适量服用叶酸片,帮助防止某些孕期疾病。

●豆浆等豆制品

豆类有补益五脏之功效,如大豆(黄豆)补中益气、利大肠、填骨髓。绿豆消肿下气,清热解毒。黑豆除臃肿、逐水胀,久服还有黑发的效果。红小豆能消肿、排脓血、止痢疾、通小便。豇豆理中益气,糖尿病患者多食去消渴。蚕豆和脏腑,豌豆下乳汁,刀豆止呃逆温中下气。豆类发酵食品有保健功能。豆豉有丰富的尿激酶,健胃解毒。

"一把蔬菜一把豆,一个鸡蛋加点肉"。一两大豆的蛋白等于二两瘦肉,等于三两鸡蛋,等于四两大米。每天食用25克大豆蛋白,可以减少患心脏病的风险。

豆腐健脾胃。美国把每年的8月15日定为全国的"豆腐节",他们认为大豆是营养之花,豆中之王,可以防止骨质疏松症等多种疾病。

常喝鲜豆浆,防病保健康。豆浆含有钾、钙、镁等,钙元素比牛

奶多,能预防乳腺癌、直肠癌、结肠癌。据统计,北京人患乳腺癌比天津人多。天津的早点是豆浆、豆腐脑,而北京的早点不够科学。对牛奶吸收量最多的是白种人,在亚洲黄种人中有70%不吸收乳糖,对黄种人来说,最合适的是豆浆,便于吸收。豆浆还具有防治心血管病、预防老年性痴呆、防治缺铁性贫血、防治气喘病等功能。注意:豆浆要煮沸、煮透后才能饮用,否则会发生恶心呕吐等中毒症状。

●黑木耳等菌类植物

黑木耳营养丰富,100克干木耳中,就含有蛋白质10.6克,脂肪0.2克,碳水化合物65克,钙357毫克,磷201毫克,铁185毫克,此外还有一定含量的维生素和胡萝卜素。黑木耳等菌类植物能清洁血液和解毒,经常食用有良好的抗癌作用。

最新临床发现,若能长期坚持每天食用黑木耳,尿道结石症患者,结石会变小甚至排出。其中的奥妙在于黑木耳中的发酵素与植物碱,可刺激腺体分泌,湿润管道,促进石头排出。

矮、粗、胖的人往往是血稠的人。更年期的妇女、脖子短粗的人、AB血型的人,血液比较黏稠,容易成为高凝体质的人。尤其是过年过节时,大鱼大肉、烟酒无度,高凝食物容易过量。高凝体质的人加上高凝食物,所以,过年时心肌梗死的人特别多。心肌梗死虽然难以治疗,但吃黑木耳可以预防心肌梗死。吃阿司匹林可降低血液黏稠度,不得心肌梗死,但长期吃阿司匹林的后果是眼底出血。现在一些欧洲人爱吃黑木耳。

在此提醒血液黏稠的人:①过年时不要胡吃海塞;②常喝点绿茶,活血化瘀;③不要生气发脾气,一生气,血就稠了,病就来了。

相关链接

花生食疗价值

治高血压 陈米醋泡花生仁,5日后食用,每日早上空腹吃10粒。

治血管硬化、高胆固醇血症 干净的花生壳,研成细粉,每次用水冲服9克,日服1次。

治疗维生素B_1缺乏症 花生仁90克,赤小豆60克,大蒜30克,大枣60克,共用水煮,每日分两次服用。

治哮喘 花生仁、冰糖、桑叶各15克,同煮至花生烂熟,去桑叶,食花生仁。

治产妇乳汁少 花生仁、黄豆各60克,猪蹄2只,共炖食;或先将花生仁60克煮熟。加入黄酒30毫升、红糖30克,再略煮一下,吃仁喝汤。

治久咳 花生仁、大枣、蜂蜜各50克,水煎后饮汤、食花生仁和枣,每日2次。

常吃萝卜,有益健康

《本草纲目》载:萝卜味甘辛、无毒、化积滞、解酒毒、散淤血。进食萝卜有消食、顺气、化痰、止咳、利尿、补虚等作用。萝卜用作食疗药用,可治多种疾病。医学研究发现,萝卜含有的淀粉酶能分解致癌物质亚硝胺,从而起到防癌作用;萝卜含有的干扰素,具有抗病毒感染及抑制恶性肿瘤的作用。

在众多食物中,最能补充维生素A的是胡萝卜。胡萝卜养眼、养头发、养皮肤蔬菜,预防夜盲症。常吃胡萝卜的人不容易得感冒。每天吃两三根胡萝卜,可使血液中胆固醇降低10%～20%,对预防心脏疾病和肿瘤有效果。摄入胡萝卜素较多的人(每天5～6毫克),可以有效预防心脏病,尤其是有效预防结肠癌。如果你坚持每天食用水果和蔬菜就可以得到胡萝卜素。

胡萝卜耐高温,可以油炒,可以清炖。生吃或切成丝凉拌后食用,这不利于人体的吸收消化。

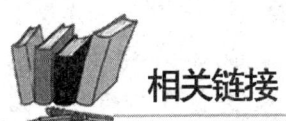
相关链接

萝卜的食疗药用价值

便秘 萝卜500克,切片,加水1000毫升,煮至500毫升。每日一次或隔日一次食用。

消化不良 萝卜200克,捣碎,加蜂蜜3匙、水适量,煎煮至萝卜烂熟,再加几片生姜,缓缓嚼咽。

支气管炎 白萝卜250克,洗净后不去皮,切片或丝,放入碗中,加麦芽糖2～3匙。搁置一夜后即有萝卜糖汁溶出,频频饮服。

偏头痛 萝卜(以辣者为佳)捣烂取汁,加冰片少许。令患者仰卧,缓缓滴注鼻孔,左痛滴右,右痛滴左。

色深的蔬菜营养高　补充营养不应过量

蔬菜的营养价值高低,颜色由深到浅。颜色愈深其营养价值愈高。按顺序排列,紫色食品的营养价值仅次于黑色食品,高于绿色等其他颜色的食品。因此,常吃些颜色深的果蔬大有裨益。值得注意的是,人体的消化吸收功能有限,尤其是儿童和老人,肠胃功能不是很好。一次性大量进食新鲜的蔬菜,如果不能正常的消化吸收,肠道内的细菌可将硝酸盐还原为亚硝酸盐,引起食物中毒。在小儿身上反映出来的特征就是"乌嘴"——这是因为亚硝酸盐进入人体,导致人体组织缺氧,引起青紫症,尤以口唇青紫为普遍。"多多益善"的结果是"物极必反"。

眼下,营养过剩与营养缺乏并存。从理论上说,人体所需营养素主要来源于食物,只要平衡膳食,无需额外补充营养。但在生活中难于实现,特别是微量营养素在膳食中容易不足,于是补充多元微量营养素已成为一种养生时尚。在此提醒:使用营养补充剂时必须注意品种、剂量,按说明书或在医生指导下服用,不要过量食用。不能同时服用不同品牌而含有相同营养素的产品,否则将造成过量。

提　醒

晚餐吃得过饱有两害:一是引发胃病,使人的肠胃消化系统处于紧张的工作状态,各内脏器官超负荷的工作。食物长时间滞留胃中,逼迫胃大量分泌胃液,破坏胃黏膜,容易产生胃糜烂、胃溃疡,从而诱发胃癌。二是营养过剩,易引发脂肪肝、肥胖症。

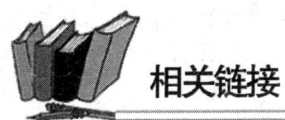

相关链接

保健一字诀

常吃一点蒜,消毒又保健。常喝一点醋,不用上药铺。
常吃一点姜,宜寿保安康。每天一只果,老汉赛小伙。
饭后一支烟,伤肝得胃病。多练一身功,老来少得病。
练出一身汗,小病不用看。晨起一杯水,到老不后悔。

细嚼慢咽好处多

现代食物加工越来越细,人们已从40多年前每餐用时20~30分钟,咀嚼一千次左右,下降为每餐用时5~10分钟,咀嚼500次左右。

人的牙齿大致可分为前齿、犬齿和白齿。犬齿主要用于咀嚼肉类食物,白齿则用于咀嚼谷类食物。用于咀嚼谷物的白齿占总数的62.5%,用于咀嚼肉类的犬齿占总数的12%。牙齿的结构体现了大自然让人类以谷类食物为主,尽量延长咀嚼时间。一般应该咀嚼几次为好呢?一口食物在嘴里至少经20次咀嚼,才能得到唾液给我们带来的好处,一口食物的理想咀嚼次数为30次,半分钟。

充分咀嚼能中和、消除食物中的致癌物质。开发抗癌药物专家实验表明,一口食物细嚼30秒,咀嚼30次再咽下去,能使致癌物质的毒性降低。咀嚼时唾液的分泌能降低亚硝酸化合物对细胞的攻击,改变细胞突变计划,对于化学合成剂、防腐剂等食品添加剂带来的危害,也有一定的解除作用。

细细咀嚼为肠胃减负。细细咀嚼能使食物与唾液充分结合,唾液有帮助和促进食物消化的功能,而且多次咀嚼能把食物磨碎,胃可以在一个宽松的环境里工作。已经感到胃部不适的人更应该细嚼慢咽。

减少龋齿的发生。进食时口腔呈酸性,易滋生龋齿菌。咀嚼后唾液分泌,中和了口腔里的酸,减少龋齿菌。

细细咀嚼能延缓衰老。咀嚼可以刺激耳下腺,保持腮腺激素的分泌,保持血管和皮肤等组织的弹性和活力。能锻炼脸部肌肉,血液源源不断地输往脑部,脑细胞间信息往来频繁,脑的荷尔蒙分泌增多,大脑的思维能力和工作效率有所提高。

葱、姜、蒜的妙用

● 葱的妙用

葱具有健胃、止痛、解表、发汗、祛痰、利尿等作用。葱的营养丰富,有降低胆固醇、降血脂的作用,经常食葱,能减少或避免血栓的形成。

葱对痢疾杆菌、葡萄球菌等有杀灭作用。伤风感冒、头痛、鼻子不通气时,用几根葱白和几片姜煮水,趁热喝,出点汗,就能治好。民间常用三根汤:葱根、白菜根、萝卜根来预防和治疗感冒。轻度外伤引起局部红肿,用几根葱,洗净捣成泥,涂在红肿处能消肿止痛。

● 姜的妙用

生姜与蜂蜜合用对肝病恢复有益。生姜加红糖可发汗,治疗伤风感冒。生食生姜少许或用生姜擦舌,可防止呕吐;将生姜捣碎如泥,贴在太阳穴上,治疗头痛;将生姜洗净、切片,而后用生姜片擦抹去年冻伤的皮肤,连擦5～7天,可预防再次发生冻疮。

俗话说:"男子不可百日无姜、女子不可百日无糖"。姜能御百邪,姜是助阳之品,而温补的红糖通过"温而补之、温而通之、温而散之"来发挥补血作用。红糖含有丰富的微量元素,有助于机体造血的功能。

"家备生姜,小病不慌","夏季常吃姜,益寿保安康","冬吃萝卜夏吃姜,不劳医生开药方","四季吃生姜,百病一扫光"。"早吃三片姜,胜过人参汤"。民谚反映了生姜的保健功效。

炒菜用姜三则:①在炖、焖、煨、烧、煮等烹调中,姜作为调味品,宜加工成块或片状,具有去腥膻气味的作用,一般选用老姜。姜块要用刀面拍松,便于姜味外溢,浸入菜中。②姜片也可用于菜肴加热前,起浸渍调味作用,如油淋鸡、炸猪排,在加热前用姜片浸渍相当的时间,以消除异味,增加美味。③水产、肉类、蛋类腥膻味较浓,既要去腥增香,又不便与姜同烹,如鱼丸、虾球、肉丸、鸡茸等,就需要用姜汁来烹调。姜汁一般是先把姜洗净,用刀拍松,用清水泡后即成姜汁。

蜂蜜生姜水防治老年斑:每天喝杯蜂蜜生姜水,坚持服用,可使老年斑渐渐变浅、缩小。取新鲜生姜片10～15克,用200～300毫升开水冲泡5～10分钟,待水温冷却至60℃以下时,加入10～15克蜂蜜搅拌饮用。长期服用,不仅能在一定程度上防止老年斑继续生长,而且还可能使已经出现的老年斑渐渐变浅、缩小。

生姜具有发散作用,年老体弱、表虚自汗者不宜久食;便秘等"上火"症状者不宜过多食用;晚餐不宜过多食用。

相关链接

"热姜水"预防多种病

感冒头痛 将双脚浸于热姜水中,浸泡时可在热姜水中加点盐、醋,并不断添加热水,浸泡至脚面发红为止。此法对风寒感冒、头痛咳嗽有疗效。

口腔溃疡、咽喉肿痛 用热姜水代茶漱口,每日2至3次,一般9次左右便可消除痛痒。

龋齿、牙周炎 每日早、晚坚持用热姜水漱口1次,并每日代茶饮用数次。一般9次左右可消除炎症。

偏头痛、神经衰弱:当偏头痛发作时,可用热姜水浸泡双手,大约15分钟左右,痛感就会减轻。每天早、晚空腹各饮用热姜水1至2杯,可收到补气、提神之效,对神经衰弱有疗效。

头皮屑 先用生姜轻轻擦洗头发,然后再用热姜水清洗头发,可有效防治头皮屑掉落。此外,经常用热姜水洗头,对秃头亦有一定治疗。

脂溢性皮炎 取鲜生姜适量,洗净捣烂,用纱布包裹拧出姜汁。先用盐水清洗患处,擦干,再用棉球蘸姜汁反复搽患处,每天1～2次,一般3天即可痊愈。

腰肩疼痛 先在热姜水里加少许盐和醋,然后用毛巾浸水拧干,敷于患处,反复数次。此法能使肌肉由张变弛、舒筋活血,可缓解疼痛。

蛔虫病 每天睡眠前,先用热姜水清洗肛门周围,然后再饮用热姜水1至2杯,持续10天左右即可治愈。

高血压、动脉硬化　血压升高时,可用热姜水浸泡双脚15分钟左右,引起血管扩张,使血压随之下降。每天临睡前饮用热姜水1杯,加入适量蜂蜜,防止动脉硬化。

●蒜的妙用

大蒜内膜可制"创可贴":如果不慎划伤或擦伤,出现小伤口时,又一时找不到药物,可用大蒜瓣的内衣,即蒜皮最内层的薄膜,贴在伤口上,可防止感染。小溃疡经消毒后也可使用,但需每天换一次,直至愈合。

蒜除了杀菌效力很强,抗癌症外,还含有较多的硒、锌、铜、镁等稀有元素,防治高血压、动脉粥样硬化和预防冠心病。

蒜对人体有如此多的裨益,但吃多了会引起急性胃炎等疾病。因此,不可过多地生食大蒜,一般每次吃2~3瓣。患有肝、胃、膀胱等疾病的患者应少吃大蒜;不可空腹生吃大蒜;生吃大蒜时应忌食蜂蜜。生吃大蒜后,口腔中会留下异味,可咀嚼几片茶叶,而后用浓茶水漱口,即可消除。

调味"四君子":葱、姜、蒜、椒

贝类重点多放葱。大葱不仅能缓解贝类(如螺、蚌、蟹等)的寒性,而且还能抗过敏。不少人食用贝类后会产生过敏咳嗽、腹痛等症状,烹调时可多放些葱,避免过敏反应。

禽肉重点多放蒜。蒜能提味,烹调鸡、鸭、鹅肉时宜多放蒜,使肉更香更好吃,也不会因为消化不良而泻肚子。

鱼类重点多放姜。鱼腥气大,性寒,食之不当会产生呕吐。生

姜即可缓和鱼的寒性,又可解腥味,做鱼时多放姜,可以帮助消化。

烧肉时宜放花椒。牛肉、羊肉、狗肉应多放些。花椒有助暖作用,还能去霉味。

怎样保存葱、姜、蒜

大蒜保存的方式与洋葱类似,可将其放入网袋中,然后悬挂在室内阴凉通风处,或是放在有透气孔的专用陶瓷罐中。而姜分为老姜和嫩姜,老姜不适合冷藏保存,可放在通风处或沙土里,嫩姜可用保鲜膜包起来放在冰箱冷藏室内保存。

盐、醋、茶的妙用

● 食盐的妙用

1. 食盐的保健作用。盐具有催吐、清火、凉血、解毒等功效。暑天流汗过多,可在饮水中加适量食盐,防止人体脱水。盐水有一定的杀菌作用,用它洗伤口可以防止感染。用淡盐水漱口,预防喉炎,用细盐末刷牙,可治牙龈出血。唱歌前喝些盐开水,避免嗓子嘶哑。清早用淡盐水洗眼,可治疗结膜炎(火眼)、沙眼。喝一杯盐开水,有利于大便通畅。用盐水煮茄子根来洗脚,可以治疗脚气。被蝎子、蜈蚣等毒虫蜇伤,立即用浓盐水冲洗,可以消肿、减轻疼痛。

2. 食盐的禁忌。过度摄取食盐是造成血压升高的主要原因。据《本草纲目》记载:盐味咸,微辛,"辛走肺,咸走肾,喘嗽、水肿、消渴者,盐为大忌"。因此,患有肾脏病、心力衰竭的人要少食盐,肺炎及水肿的病人要慎用。

3. 定期吃顿无盐饭。用盐多的人,容易患高血压、心脑血管等疾病。世界卫生组织建议,每人每日盐摄入量不应超过6克。

定期吃一顿没有食盐的饭,能净化肠胃和血管,尤其是那些经常在外就餐的人,平时没有办法控制食物中盐的含量,建议每周吃顿无盐餐。无盐餐不能过频,盐摄入得太少同样会对身体不利。

提 醒

对于"口重"的人来说,突然吃无盐餐不习惯,可尝试用其他调味品代替食盐,让食物变得可口。如油香味:葱、姜、蒜等用油爆香后所产生的油香味,可增加食物的可口性。如酸味:使用白醋、柠檬、苹果、柚子、橘子、番茄等各种酸味食物增加菜肴的味道。糖醋调味:菜肴中增添些糖和醋,甜酸的风味,可刺激食欲,减少对咸味的需求。如原味:蒸、炖等食物,有助于保持食物原有的香味。

● 醋的妙用

醋:保健、开胃、美容。食醋对肠道内的致病菌有明显的抑制和杀灭作用,如在食用鱼、蟹、虾一类的食物时蘸点醋吃,可以预防急性肠胃炎。吃饭打呃,喝点醋便能止呃。被蚊子、臭虫叮咬后,在被叮咬处涂上点醋,便可以消肿止痒,在洗澡水中加点醋,浴后会感到肌肉轻松、身体舒适。容易晕车船的人,行前喝一杯加醋的温开水,途中会感到轻松。临睡前喝上一杯加醋的冷开水,有助于安然入睡。用醋炒马齿苋,可治疗红白痢疾。鸡蛋两个,醋 50 克,将蛋去壳加水一碗同醋炖熟服用,可治久咳不止。

衣服上污染了果汁斑点或颜色,用醋可以搓掉。在生锈的铜器上涂点醋,干后用水洗刷铜器会光亮如新。用醋擦涂旧铝制品,干后再用水洗,能恢复光亮。用醋代水磨墨,写出的字又黑又亮,不易褪色。皮鞋油加几滴醋,皮鞋擦得既亮又持久。

放蔫了的青菜放到加有一汤匙醋的冷水里泡一小时,使青变绿。洗后的鲜蘑菇放入加有少量醋的水里浸泡,就不会发黑变暗。和面做馒头或烤面包时,加入少许醋,蒸出的馒头或烤出的面包不易变坏。

四种人不宜吃醋:①服药者。正在服磺胺类药物、胃舒平等碱性药时,不宜吃醋,因醋酸可中和碱性药物,使其失效。使用庆大霉素、链霉素、红霉素等抗生药物时,不宜吃醋,抗生素在酸性环境中的作用会降低,影响药效。②服"解表发汗"者。酸有收敛功效,当复方银翘片之类的解表发汗中药与之配合时,醋会促进人体汗孔的收缩,破坏药中的生物碱等有效成分,干扰中药的发汗解表作用。③胃溃疡和胃酸过多者。醋中含的有机酸,导致溃疡加重。④对醋过敏者。有的人食醋后,身体出现过敏,发生皮疹、瘙痒、水肿、哮喘等症状。

相关链接

醋的食疗及保健

煮饭加醋能防馊 煮饭时,按1公斤加2毫升左右的比例放点醋,可使米饭易于保存和防馊。炖肉或排骨时放点醋,可使其易熟。炒茄子时在锅里放点醋,可使炒出的茄子不变黑。用浸过醋的湿布将生肉包好,可使生肉在一昼夜内保持新鲜。

改善肝功能、减少脸部色斑 用100克食醋浸泡50克黄豆,将瓶盖密封,15天后每餐取10粒嚼食,长期坚持食用有降低胆固醇和改善肝功能及减少脸部色斑的功效。

健脑功能 将250克核桃仁浸于500克食醋中,瓶口密封,10天后即可饮用。每日饭后饮两汤匙,有健脑及改善皮肤粗糙晦暗的功效。

苦杏仁加食醋治牛皮癣 生苦杏仁(多少不限)研成细末,加食醋调成糊状,摊在布上,洗净患处,将药敷贴在患处皮肤上,用绷带或胶布固定,每天更换一次。轻者连续一个星期即痊愈,顽固者可增加次数。

皮肤柔嫩法 ①用黄瓜、南瓜、胡萝卜、白菜、卷心菜各适量,洗净切片,用盐腌6个小时后,以食醋凉拌佐餐,坚持食用,可减淡面部色素沉着,防止"青春痘"。②洗发时,用含有少量醋的温水清洗头发,10分钟后再用清水冲洗,日久可使干枯的头发变得光润柔滑。

●茶的妙用

盐茶:茶叶3克,食盐1克,每日用开水冲服4至6次,适用于感冒、咳嗽、火眼、牙痛症。

莲茶:先用莲子30克以温水泡5小时,捞出加红糖30克煮烂,加入茶叶即可。肾炎、水肿患者宜饮用。

菊茶:茶叶2克,干菊花2克,以开水冲泡5分钟。有清肝明目、降脂抗衰功效。

蜜茶:茶叶3克,蜂蜜2克,开水冲服,饭后饮一杯,可治便秘、脾胃不和。

茶水预防口腔病:常用茶水漱口可防龋齿。口臭或吸烟过度引起心慌、恶心,可用茶水漱口并饮用适量茶来解除。婴幼儿皮肤皱折处发炎红肿时,可用茶叶熬水,放至适宜温度后给婴幼儿外洗。

残茶的妙用：①残茶叶晒干后，装入枕套当枕芯，枕之清凉醒目。②残茶叶擦洗油腻的锅碗，木、竹桌椅，物品更为光洁。③残茶叶晒干，铺撒在潮湿处，能够去潮。④残茶叶浸入水中数天后，浇在植物根部，促进植物生长。⑤残茶叶可以消除容器里的鱼腥味。⑥把茶叶撒在地毯上，再用扫帚拂去，能带走尘土。⑦残茶叶还可以喂养刚出生的小蚕。⑧残茶叶晒干，放到厕所或沟渠里燃熏，可除恶臭、驱蚊蝇。

科学饮水法

●最佳饮料——凉开水

凉开水有"生物活性"的特征。开水自然冷却后，水中的氯气要比一般自然水降低50%，水的表面张力、密度、导电率等理化性能都有所改变，其生物活性比自然水要高出4～5倍，与生物活细胞里的水十分相似，因而易于渗透细胞膜而被人体吸收。喝凉开水比喝温开水的效果好。所谓凉开水，就是把烧开的水倒入茶杯，盖上杯盖，等冷却到20℃～25℃时即可。晚上临睡前倒一杯开水（加盖盖好），第二天早晨饮用。

水仅有纯净是不够的，纯净水不等于健康水。对市场上色、香、味俱全的高档饮料，偶尔少量饮用倒也无妨，但过量贪饮则是有害无益的。在这些饮料中含有糖、人造色素、香精、防腐剂等，饮用过多，不仅易引起喉头水肿、皮疹、咳喘等症，而且这些物质在胃里停留过久，会刺激胃粘膜，造成消化功能紊乱，影响食欲，甚至还会增加肾脏的负担。

●早晨起床后饮水有利健康

白开水具有特异的生物活性，容易透过细胞膜，促进人体新陈代谢,利尿、通便、排毒。清晨空腹饮水30分钟后,有排毒作用。一个人排便的最好时间是在起床后半小时,这样可以把积于肠道内的毒素排出体外,大便前若能先饮水一杯,可以起到刺激肠蠕动的作用,在排便时感到轻松省力。高血压、动脉硬化的发生与食盐中钠离子在血管壁上沉积有关。若在早上起床后喝杯水,可以把头天晚餐吃进体内的氯化钠(即食盐)排出体外。一般饮水温度为水煮沸后冷却至20℃～25℃。

●养生一日三次水 喝水过多会"中毒"

清晨喝水。起床后喝一杯温开水,可以清洗肠胃,刺激肠胃活动,增进消化功能。或空腹喝下一杯蜂蜜水,有润喉、清肺、滑肠作用。午休以后,喝一杯淡淡的绿茶水,有醒脑提神、解渴利尿功效。夜晚睡觉以前喝一杯白开水,增强解毒和排泄能力。

每日定时饮水有利健康。早晨喝杯凉白开或淡盐水,可帮助肾脏及肝脏解毒,以250毫升的饮水量为宜。上午9～10点钟(早饭后一个半到两小时之间)和下午3～4点(午饭后一个半到两个小时)往往工作忙碌,情绪紧张,人体易出现脱水现象。此时补充至少250毫升水,还能帮助清醒头脑。如果晚饭有喝稀饭的习惯,那么晚上就不用补水,反之,就应该在晚8点左右,适当喝一点白开水,以补充一天的水分。少喝碳酸饮料。碳酸饮料中的酸性物质不但对牙齿产生危害,喝多了也会使人体营养失衡。

但是,喝水过多会"中毒"。"水中毒"的现象并不普遍,但是患有高血压多年,长期采取低盐饮食方式,并且坚持服用利尿剂来降血压的老人,一次性饮水过多,容易导致血钠浓度过低。要想防止这种现象发生,老年人首先不能一次性过量饮水。每天最好在清晨和晚上临睡之前各饮水200毫升,白天两餐之间饮水600毫升左右。有些人喝不惯白开水,可以喝绿茶,或将胖大海、枸杞子、麦冬、罗汉果等泡水喝。如果三餐中有汤,则全天饮水数量要酌量减少。

> **提 醒**
> **五种水慎饮用**
> ①重新煮开的水。习惯把热水瓶中的剩余温开水重新烧开再饮,水烧了又烧,亚硝酸盐会升高。常喝这种水,亚硝酸盐会在体内积聚,引起中毒。②热水瓶中隔夜的开水。细菌繁殖更快,还原的亚硝酸盐更多。当人们喝了这些水之后,就有可能发生问题。③蒸锅水(千滚水)。蒸锅水就是蒸馒头等剩锅水,还有电热水器中反复煮沸的水,亚硝酸盐浓度很高。常饮这种水,或用这种水熬稀饭,会引起亚硝酸盐中毒。④老化水。长时间贮存不动的老化水,俗称"死水"。据医学家研究,一些中老年人早衰,可能与长期饮用老化水有关。⑤不开的水。饮用未煮沸的水,患膀胱癌、直肠癌的可能性增加21%～38%。当水温达到100℃,有害物质会随蒸气蒸发而大大减少。

长期口干,隐藏着危害健康的疾病

饮水过少、进食过咸及剧烈运动大量出汗后,引起的口干为生理性口干。由于疾病所致的口干,称为病理性口干。其中最常见于糖尿病、肺结核、慢性咽喉炎、甲状腺机能亢进、更年期综合征等病症。

病理性口干除了进行治疗外,生活调理亦可预防或减轻病症:①饮食尽量多喝一些汤汤水水,注意不宜过咸。②常吃新鲜蔬菜水果。吃时要充分咀嚼,咀嚼的过程中可以有效刺激唾液腺分泌,以减轻口干。③每日漱口数次,每次少量饮水。④可选用中药麦冬30克、桔梗20克、甘草6克,开水浸泡后当茶饮或漱口。

提 醒
晨起用水勿太急

停用一夜的水龙头及水管中的自来水是静止的,水中的残留微生物会大量繁殖。此外,经过一夜停止不动的水,会与金属管壁及水龙头金属腔室产生水化反应,形成金属污染水,出现水色发黄、发白、发浑的现象。这种水含有对人体有害的物质,不可饮用,也不宜用来刷牙、漱口。

用玻璃杯饮水好

玻璃杯由无机硅酸盐类烧制而成,不含有机化学物质,所以玻璃杯饮水安全。搪瓷杯是经过上千度高温搪化后制成的,不含铅等有害物质,饮水比较安全;有的陶瓷杯内壁涂有一层釉,当杯子盛入开水或酸碱性偏高的饮料时,釉中的一些铝元素及其他重金属元素容易析出溶入液体中,危害人体健康。使用陶瓷杯最好选用本色杯,不要选用五颜六色釉的杯子。

用塑料杯饮水隐患较多。塑料属于高分子化学材料,掺含有聚丙烯等有毒的化学物质。用塑料杯装热水或开水时这些有毒的化学物质容易析入水中。如果选购塑料杯,要选择符合国家标准的塑料制品。不提倡使用塑料杯的另一个原因是塑料杯易生细菌,不易洗净。

纯净水尽快饮用 饮水机定期清洗

饮水机本身不具有杀菌和抑菌能力,在续水时,空气中的细菌会造成桶内水污染。建议饮用期限最好在7天之内,超过7天,水中细菌数有可能会超标。在细菌容易繁殖的夏季,不再密封的纯净水更需要尽快饮用。

饮水机是利用空气压力的原理工作的,在取水的同时,等量的空气进入了饮水机的内部。即使是清洁的空气中也有4 000/平方米左右的细菌。而室内空气由于流通性不好,带有浮尘和其他污染物。这样的空气进入到饮水机中,经过一段时间的积累繁殖,造成污染。一旦饮水机受到了污染,纯净水就不纯净了。养成定期清洗饮水机的习惯,才能保证卫生安全。夏天一般为每个月1至2次清洗,冬季则为每个月一次即可。

目前市面上出现了众多的低价饮水机,甚至多买几桶桶装水就可以免费赠送饮水机。有一些低价饮水机,使用劣质材料,产品的质量卫生安全状况堪忧。购买饮水机时不要一味图便宜,注意产品是否通过认证,选用正规厂家的饮水机。

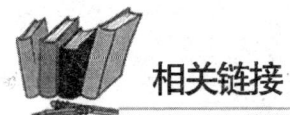 相关链接

饮水时间参考表

6:30	晨起吃饭上班前,喝凉白开水或淡盐水,补充夜晚流失的水分,清肠排毒。
8:30	到办公室后喝杯清茶,补水提精神。
11:30	午餐前忙了一上午也该休息一会儿了,午餐前喝水有助于激活消化系统活力。
12:30	午餐半小时后喝水加快血液循环,促进营养素的吸收。
14:00	上班前喝杯清茶,消除疲劳。
17:00	下班前喝一杯水。忙了一天,身体里的水分也消耗得差不多了,补水能带来肠胃的饱胀感,减少晚餐食量,适用于减肥的人士。
22:00	睡前喝杯水,降低血液黏稠度。至于喝水的数量及是否温开水、凉白开水或淡盐水,根据自己的情况而定,自己感到喝得舒服就行。

预防电脑综合征

坐姿正确,保持距离。坐专用的电脑椅,遵循"三个直角":电脑桌下膝盖与地面形成第一个直角,大腿和后背是第二个直角,手臂在肘关节形成第三个直角。肩胛骨靠在椅背上,双肩放下,下巴不要靠近脖子。

在工作1小时后休息10分钟,或者做做工间操,以减少眼睛疲劳。若在近距离内(1米内)连续使用电脑,每天在电脑上工作时间不宜超过6小时。

避免视力损害,显示器离面部的距离70~80厘米,比双眼视线略低,最好采用目光下视20度的视角。

电脑显示器背后至少有1米的空间,让电脑使用者的视线可以离开屏幕休息。当暂时不需要使用电脑时,将显示器关掉。

显示器后面和侧面是辐射较强的区域,避免坐在电脑屏幕的侧面和后面。

显示器应定期检查,选购有环境标志认证的绿色电脑,减少对人体的辐射。

光线柔和。在电脑前工作时,房间不能昏暗,也不能太明亮。理想的光线是,房间的亮度和屏幕的亮度相同。在屏幕上不能显现出脸、灯光、明亮物体的影像(所有的光影会加倍地使眼睛疲劳)。

为方便阅读文件,可装置辅助照明设备。注意环境照明的柔和,如果操作者头顶或旁边有灯,应调整位置,身后如有窗户应拉上窗帘,避免亮光直接照射到屏幕上反射出明亮的影像,造成眼部的疲劳。

在工作紧张时不可能"休息",因此,改变坐姿,背部靠到椅背上,头向后仰,眼睛看着天花板,美美地伸个懒腰。学会一边思考一边将眼光由电脑屏幕转移到窗外,或闭目养神。

提醒怀孕妇女,在怀孕初期的三个月内,应尽量减少与电脑的接触,以免使胎儿受到电磁辐射。

电脑保健操

1. 按摩:用两手食指分别轻轻按在眼球上,顺时针和逆时针各作按摩30至40次。

2. 梳头:两手食指微弯,以手指肚代替梳子,从前额向脑后"梳头"6至10次,刺激头皮,注意:不能用指甲抓头皮,以免损伤头发。

3. 点头:从低头到抬头反复5至10次。

4. 转颈:缓慢地左右摆动头部,使颈项得到活动。注意:动作不可过猛,以免损伤颈部。

5. 挺胸、弯腰:做这个动作时先深吸一口气,后挺起胸,接着呼气并屈身弯腰重复做6至10次。

6. 踢腿:左右腿分别向前踢踏6至10次。

7. 搓腰:两手握成拳状,反手在背脊两旁上下擦6至10次。

8. 伸展手指和手腕:手腕向前伸展,用一只手使劲牵引手指和手腕各10秒钟,交替反复进行。

相关链接

办公室避免病菌的办法

一位医学专家说,"我们喜欢在办公桌上吃饭,却不知道它要比厨房餐桌脏100倍"。办公室脏的地方依次是电话、桌面、饮水机把手和电脑键盘。此外,鼠标、传真机、复印机也是细菌集中的地方。这些地方的细菌随着手指的触摸不断增加。办公桌桌面上细菌,比较常见的是流感病毒、葡萄球菌、大肠杆菌等。它们虽然不会致命,一些免疫力低下的人很容易被传染。

对付办公室细菌的第一道防线就是勤洗手。正确的洗手方法是,打上肥皂后充分搓洗,将指缝和指甲缝仔细洗净,时间不应少于20秒。其次是经常用消毒纸巾擦拭桌面、电话、键盘和鼠标等易滋生细菌的地方。第二道防线就是经常开窗通风。

电话机使用一段时间后,沾染了许多细菌。因此,在打电话时要将听筒与耳朵保持一定的距离,不要用肩头与耳朵夹着话筒说话,也不要用手捂着话筒,用嘴对着喊;打喷嚏时要用手帕捂着嘴,避免唾沫进入话筒。注意擦洗话筒。定期用吸水强的干棉布擦拭电话机,不要用湿布,以免电路受潮,引起故障。

怎样预防电磁波的辐射

现代化的办公设备(电脑、打印机、复印机、手提电话等)以及

家用电器,均产生各种数量不等的电磁干扰,产生对身体不利的电磁辐射波。这种觉察不出的电磁波,尤其是对孕妇、儿童、老人危害更大。可以说,现代人被电磁辐射波(又称"电子雾")笼罩着,生活在隐形的"电子雾"的环境中。长期处于高电磁辐射的环境中,会使血液、淋巴液发生改变。意大利专家研究后认为,该国每年有400多名儿童患白血病,其主要原因是距离高压电线太近,受到了严重的电磁污染。

◆预防处方 ①远离电站、高压线、电视高塔等磁场强烈的地方,不要在这些地方久坐久站。②买合格产品。合格产品的电磁辐射值在国家规定的安全范围以内。③电器不要集中放在一起,使用时不要同时操作,最好依次操作,操作时,人体与其距离不要靠得太近。彩电与人的距离在4～5米,与日光灯管距离2～3米,微波炉在开启之后要离开至少1米远,孕妇和小孩应尽量远离启动时的微波炉。④人体的睡眠方向与地球磁场一致,头南脚北。⑤吃新鲜蔬菜水果,常喝绿茶,增强免疫力。

怎样预防手机耳塞综合征

手机在接通时,产生的辐射比通话时产生的辐射高20倍,尤其是手机的第一声声响,其震动幅度对人脑有较大的危害,故手机的第一声铃声最好远离大脑,用者应避免将其贴近耳朵,这样能减少80%至90%的辐射量。如有条件,最好分离耳机和话筒接听电话。妇女怀孕的头3个月,称为妊娠早期,是胚胎组织分化、发育的重要时期,也是最容易受内外环境影响的时期。因此,为了避免胎儿的畸形,母亲在妊娠早期应远离、少使用手机。怀孕初期的妇女,更不应将手机挂在胸前,以减低辐射对体内胎儿的影响。长期使用耳塞机,会引起听力下降。

◆预防处方 戴耳机不要超过1小时,且音量不可过大。不听尖声刺耳、节奏疯狂的音乐,这些音乐与噪声极为相似,对人体的健康有危害。也可常做些耳部的按摩,以改善耳朵的血液循环。一旦发现听力有所减退或经常出现头晕耳鸣,应立即停止使用耳塞机。

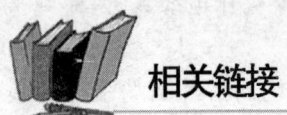

相关链接

室内灰尘清除法

干净卫生的方法有:①室内开窗通风。②定期更换、清洗窗帘窗纱、挂毯地毯;地毯极易孳生螨虫,在没有更好的清洁办法之前,最好不要铺地毯。③及时清洗床上用品。④少用充填式家具(如布艺沙发等),使用木制家具、皮革沙发。⑤清除绒面沙发浮尘:可把毛巾浸湿后拧干,铺在沙发上,再用木棍轻轻抽打,尘土就会被吸附在湿毛巾上。一次不行,可洗净毛巾,重复抽打。⑥定期更换抹布、拖布。纯棉旧衣物经过加工处理就是抹布、拖布。经常在阳光下晾晒抹布、拖布,这是卫生消毒的有效办法。

怎样预防光源综合征

据研究,人在白炽灯光下,时间一长就会造成眼疲劳,且白炽灯光缺乏阳光中的紫外线,使缺钙所致的老年性骨折、婴幼儿佝偻病不断增多。因为日光灯发出的光线带有蓝色和看不见的紫外线。过量的紫外线可能使人患皮肤癌。还有专家认为,荧光灯发出的强烈光波,会导致生物体内大量的细胞遗传变性。灯光的过分使用无形中扰乱了祖先为人们拨好的"生物钟",造成人体心理节律失调,给身心健康带来影响。

　　舞厅中的激光,损害人的视力和肌体,导致头晕头痛、神情恍惚、神经衰弱等症。另外,高楼大厦的玻璃幕墙在阳光或灯光的照射下,不但扰乱司机、行人视野,影响交通安全,如果人的视线长时间与它们接触,还容易产生近视、嗜睡、失眠、头痛、心动过速等症状。

　　◆预防处方　①尽量在白天利用自然光工作,夜间少用荧光灯。大自然造化了人类,日出而作,日落而息。人类须按"生物钟"节律来调节自己的工作和休息,才是符合"天道"和"人道"。②连续工作1个小时左右休息片刻,望一望远处。③常做眼保健操,通过按摩刺激消除眼睛的紧张状态。④常吃胡萝卜、菠菜、葱等富含维生素的食物。

小心噪音综合征

　　常常沉迷于卡拉OK,容易引起卡拉OK综合征,表现为声带劳累、黏膜出血、水肿,声带肥厚、息肉等,严重者还会产生咽喉充血堵塞、呼吸和肺功能下降等症状。另外,噪音对视力的损害也不可忽视。当噪音强度在90分贝时,视网膜对光亮的敏感性开始下降;当噪音在95分贝时,2/5的人瞳孔扩大,视物模糊;当噪音达到115分贝时,几乎所有人眼球对光亮的适应都有不同程度的衰减。因此,长时间处于噪音环境中容易发生眼损伤现象。

　　目前不少城市车辆拥挤,噪音不断。建筑工地上各种建筑机械日夜轰鸣。闹市中的商家以最大的音量播放流行音乐,以招徕顾客。这些噪音往往达 70 分贝以上,有的甚至达 100 分贝,而许多城市明文规定,居民区内噪音标准是 55 分贝以下。

怎样预防写字楼综合征

某公司职员们自进入办公室,就感到头不舒服,而且越到下午,头痛越厉害,但却不知什么原因;后来才发现:复印机在不停地工作,复印机散发刺激性"废气"。当复印机搬出办公室后,职员们的头痛病却好了……

专家警告:长期生活在空气污染严重的房间内,轻者会出现皮肤发痒、眼鼻不适、头晕恶心、萎靡嗜睡,重者会引发支气管炎、肺水肿、癌症等。

◆预防处方 ①新建或装修写字楼时,选择环境保护建筑装饰材料;新入住的写字楼最好先进行室内空气质量检测;检修和清理中央空调及排风设备。②加强通风换气,居室常开门窗,保持空气流通,不要使房间长时间处于封闭状态。③做好办公用品的防护,有条件的最好将污染严重的复印机与办公人员隔离。④学会自我保护,懂得现代办公设备的安全使用常识。仔细地阅读使用说明书,按上面的注意事项使用和操作。加强身体锻炼,改善膳食结构。⑤不要让身体超负荷工作,在半个工作日的中间,安排 15 分钟左右的工间操等室外活动。

房屋装修——别把污染带回家

近年,有越来越多的人开始装修自己的房屋,并以此作为生活

水平提高的一种标志。小心：别把健康杀手带回家。有人住进了装修好的新房，但入住后却头晕眼胀、浑身不适。经检查，原来房间内的有害气体含量超标。

新装修的房屋中存在的隐患：氡气——存在于建筑材料中，诱发肺癌；石棉——强致癌物质，存在于防火材料、绝缘材料、水泥制品中；甲醛——常见的室内污染物，引起皮肤敏感、刺激眼睛和呼吸道，存在于家具黏合剂、海绵绝缘材料、墙面木镶板中；挥发性有机物——苯等，存在于装修材料、油漆、清漆和有机溶剂中，多具有较大的刺激性和毒性，能引起头疼、过敏、肝脏受损，甚至导致癌症。此外，一些过度的装修还会造成房屋承重过大、抗震性减弱、易燃烧、易引发火灾等致命的缺陷。所以，我们应尽量简化装修，使用环保建材。豪华装饰，不但浪费地球的资源，更是将大量的污染源带回了家中。简单装修，除节约资源外，还可以避免把隐患带回家。装修中尽量使用环保建材，同时种养绿色植物、开窗通风等方式，减少室内污染。

由于环境破坏、生态失衡，人们原来美好的住宅环境被钢铁、水泥、砖瓦、沥青和塑料所毁掉。现在，人们愈来愈向往田园生活，向往村落化的生态环境。现在，人们希望能够住进一个符合环保观念，有利于人体健康的"绿色住宅"。

日常生活中的文明行为

● 不随意丢弃小杂物。随意丢弃小杂物是生活中难于杜绝的恶习之一。烟头还没有掐灭，就随手一扔，可能引起一场大火；随口一吐，口香糖可能弄脏他人衣物。住在楼上的有些人为了图方便，垃圾顺窗而出，落到路人头上，为此引起的纠纷时有耳闻。要保持环境清洁,必须约束自己的不良习惯,从点点滴滴做起。

●扔口香糖要用纸包好。有一些人爱嚼口香糖,但咀嚼后的残余物随口吐到地上会形成一片污迹,处理起来极为困难。其实,养成良好的卫生习惯并不难,咀嚼后的残余物用纸包好,待有垃圾设施的地方再妥善处理。

●选择公共交通出行。面对车多堵塞、污染严重的城市,人们不得不调转回头,重新选择公共交通。研究表明,完成一次同样的出行,使用公交车与小汽车所占用的道路面积比为1∶7;而一列地铁或轻轨可同时解决500～600人的出行,相当于减少125～150辆轿车的使用量。在目前巨大的交通压力下,应优先选择大运量、高效率的公共交通工具。

●倡步行、骑单车。以步当车,可以防止骨骼退化,还有助于减肥。饭后稍稍休息或卧床片刻,再去散步或做其他事情,更有利于肝脏功能的养护。在日本及韩国,"近距离的单位走着去上班","饭后稍稍休息再去散步"已成为一种流行的时尚。

自行车因能节省土地和不污染空气而更受欢迎。特别是当距离不是很远,骑自行车或步行不仅利于环保外,更有利于身心的健康。

●骑车不要并排聊天。汽车尾气污染城市的空间,故骑自行车是值得提倡的环保行为;但骑车人应遵守"道路规矩",保证道路通畅。在大街上经常看到有人并列骑车,有的边骑边聊,有的甚至一只手扶把,一只手和旁边的人勾肩搭背,身边就是呼啸而过的机动车,让人看着真是替他们捏一把汗。按铃可以给别人一个提醒,免得造成别人措手不及。但是如果时间过长地按铃,或者并排时才按铃提醒超车,就属失礼了。还有的骑车人,三四个人在马路上一字排开并行,后面的骑车人要想通过就得从便道或快行道绕行,非常危险。在上下班高峰时,路上的行人脚步匆匆,容易与自行车相撞。因此,在骑车的时候,不要串行,要各行其道,遵守规则,这既是对自己的安全负责,也是对别人的安全负责。

●停放自行车要整齐。在自行车停放场所停放车辆的时候应该码放整齐,不要随意乱放,这样既不能充分利用有限的空间,也影响美观,给人留下不好的印象。在存车处停车时,应尽量往里面放,这样可以方便后面的存车人。在停放的时候要尽量对齐,不要将车尾部露在外面,以免妨碍其他人通过。

相关链接

绿色生活有哪些新的时尚

简朴自在的绿色生活,体现在我们的行为中。建议您细细思量,逐步尝试实行。

绿色生活由家庭开始——清洁家居、餐具时,减少使用化学清洁剂;绿化阳台居室,用鲜花绿草消除异味,代替化学产品;室内外种植树木花草,可使周围阴凉,少开空调,节约能源;若不是太热,用手扇或电风扇代替空调可以省电,并可增强人体耐热能力;选用有环境标志节能的电器用品;随身带手帕,少用一次性纸巾,等于减少树木的砍伐量;多用自然物料家具,少用塑料及人造纤维;必要时再换家具,简化房屋装修;早睡早起,采用天然太阳光。

衣着顺应自然——选购自然纤维(棉、羊毛、麻等)衣物,少买化学纤维的衣物;添置衣物须适量,买得太多是浪费,不必为了流行多购时装;可把旧衣服翻新,省钱省资源;提倡穿二手衣服,例如哥哥姐姐衣服给弟妹穿;干洗衣服,熨烫衣服,费电费时,污染环境,能免则免;不购动物皮革制品,以免危害野生生物;衣物储积多了再开洗衣机,省水省电省工夫;洗澡时用淋浴少用浴缸,可省水。

绿色饮食多福多寿——常吃蔬果少吃肉;试试自己种植蔬果,既有益身心又有收获;母乳喂养婴儿壮,少用婴儿奶粉及婴儿食品;夏日自制饮料,郊游自备水壶;含色素、香精、防腐剂的饮料,对人体及环境都有害,避之则吉;尽量用散装茶叶、散装啤酒、散装佐料,少买少购一次性包装品,减少垃圾污染;选购本地及附近地区产品,减少运输,节约成本和能源。

出行减少污染——外出尽量采用公共交通工具,必要时才开小车、乘出租车;提倡骑车、步行;若有可能,少乘电梯,少坐车,步行高楼能健身;做些不会污染环境的体育运动,如打太极、踢球、慢跑、快走等等。

绿化办公环境,和谐人际关系——有毒的办公用品,如涂改液尽量少用;节省用纸,必要时才影印或打印;每张纸写两面,旧信封可再用;用再生纸及其他可循环再生的办公用品;自备简便茶杯餐具,不用一次性筷子;用再生能源产品,如太阳能计算机,太阳能热水器;支持有绿色环境倾向的报刊电台、机关厂校,赞助环境保护组织,做一个环保志愿者。

过简单平淡的生活——人们为了工作、学习、社交,成天忙忙碌碌,身心得不到放松和调整,时间长了能不出毛病吗?生活简单些,不要把欲求当成必需,不求奢华,只求简单。过简单生活,能放松身心,获得好心情,有益于健康。其一,精神要简约,做到不趋众、不盲从,善于取舍。其二,身心要平淡,心态要平和。其三,生活要简朴。新旧衣服都可穿,粗茶淡饭都有味。有道是:清风明月不要钱,简朴生活水长流。

要有静心的境界——当代社会,种种诱惑、五光十色。如果我们自己不能"定下心来",则心乱神迷、浮躁盲动;故,宁静以致远、淡泊以明志,保持平和平静的心态,才能少忧释虑,避免瞎折腾、犯错误。累了要好好休息,错了别埋怨自己,苦了才是幸福的阶梯,伤了才懂得珍惜。人若修炼到"不以物喜、不以己悲"、物我两忘、清心寡欲,那就是高境界了。首先要做到的是让自己静下心来。你每天能静坐一个小时吗?或闭目养神,或读书学习,或思考问题。

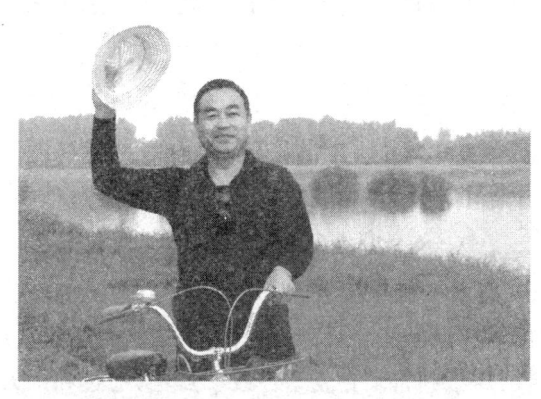

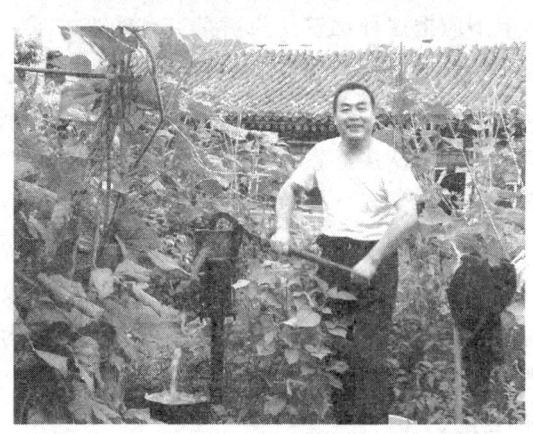

绿色生活　始于足下

第五章

心理防护　营造一份好心情

心理保健要点

1. 自知自爱。自知就是通过自我评价,来了解自己能力的真实水平,对各种行为都要"量力而行"。自爱就是爱惜自己、保护自己、重视自己。做到自知自爱请注意4点:①通过和别人比较来培养自知力,但不应把这种比较作为衡量自己的唯一尺度。②扩大自己的生活领域,多接触人和事,积累生活和工作经验,从而体现自己的品质与才能。③认真对待自己的功与过。④随时调整理想与现实之间的差距,从挫折感或自卑心理或狂妄自大中解脱出来。

2. 善于控制和调节个人情绪。人的任何活动莫不以情绪为背景。情绪的适度紧张不仅使人们生活富有节奏和乐趣,而且能发挥人的潜能,获得心身和谐。该哭就哭,该笑就笑,及时缓解心理紧张,而不要无限地压抑自己。理智接受非个人能力能改变的现实,尽力消除那些不愉快的心理刺激和生活事件,从而达到保持心身健康的目的。

3. 与人为善。莫以善小而不为,莫以恶小而为之。与众人保持良好的人际关系。与人交往时尊重他人人格,不把意见强加于人。善意地指出他人不足之处,帮助他人克服缺点。为他人取得的成绩而高兴,真诚地鼓励和赞美,而不是阿谀奉承。

4. 积极参与社会实践。能付出爱心是福,能消除烦恼是慧。通过社会实践,认识到自己生存的价值,坚定生活的信心,并增进与人们之间的友谊,使人生丰富而多彩。

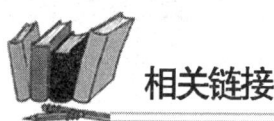
相关链接

心理健康八条标准

1. 具有安定感、安全感;
2. 能够意识到自己的价值,有人生追求,有自信心;
3. 有健全稳定的个性,具有适度的情绪控制和表达能力;
4. 有学习的兴趣和能力,着眼于未来而克服当前某些不足;
5. 能够从紧张和不安中解脱出来,有良好的社会适应能力;
6. 能保持和谐的人际关系,具有给予和接受友爱的能力;
7. 有自知之明,想法和看法基本符合客观实际;
8. 在不违背道德规范的情况下,适当满足个人的基本需求,享受生活。

减轻心理压力,保持"中和"状态

患了抑郁症或者焦虑症的病人会出现自责情绪,感到无颜见人,惶惶不可终日,整日唠叨"怎么办""如何是好",活着没有意思,有生不如死的想法。患了精神分裂症,行为奇特,病人会认为上司派人暗中监视、跟踪。耳中不断听到上司对其发指令,甚至会服从耳语"再干不好,你跳楼去死吧!"的命令,于是从高楼上跳下去,结果非死即残。患了抑郁症、焦虑症或精神分裂症,应及时到"精神卫生中心"治疗,才能及早康复。

客观地讲,"心理压力"本身并不是坏事。人有"惰性",如果没有压力,恐怕许多人很难在规定的时限内办好一件事。压力能促使当事人努力奋进,不至于拖拉疲沓。但是,压力得有个限度。如果压力过大,超出当事人的心理承受范围,轻者出现心理困惑,重者发生心理疾病。这就如一张拉开了的橡皮筋弹弓,在橡皮筋能承受的范围内,橡皮筋拉得越长,弹力越足;但若超出了橡皮筋所承受的范围,就可能断裂了。面对社会竞争须量力而行。忙要有个"度",保持一定的弹性。超负荷的运作必将导致疲于奔命,结果是积劳成疾,甚至壮志未酬身先衰。

良好的心境要靠自己去营造。同样是退休,有的人认为是人走茶凉、人心不古;有的人则认为是自由了,解脱了,终于成了自己的主人了。同样是骑自行车上班,有的人认为"丢面子",羡慕他人开着小汽车上班,滋生出不满和牢骚。有的人则感到其乐无穷,认为锻炼了身体,行动自主自由,减少了空气中的废弃物,为环境保护做出了贡献⋯⋯健康的心理能有效地增强身体的免疫机能,激发生命活力。遇顺境,处之淡然;遇逆境,处之淡定。不妄求,则心安;不妄做,则身安。良好的心境产生,要靠怡情养性,受恩深处宜先退,得意浓时便可休。要保持一种"中和"状态,便要把名利看淡些,有时甚至来一点阿Q精神,再加上适当的体育运动,有节制地饮食,可保证你有健康的身体,心理疾病便会远离你。

心态平和　天天快乐

- 自我控制　自我转化
- 不对自己过分苛求　不对他人期望过高
- 自我发泄　自我宽慰
- 善于疏导不良情绪　善于向人倾诉烦恼
- 暂时避开　幽默疗法
- 不要处处与人竞争　多交益友少树敌人
- 广交朋友　热爱工作
- 为别人做有益之事　莫以善小而不为

你要学会

学会了解自己　学会认识生活　学会理解他人
学会各种类型的爱　学会排忧解烦　学会不断地学习

肯定自我为快乐之本

- 让快乐成为一种人生习惯　培养一个让身心快乐的嗜好
- 不要说太多的承诺　一个时间只做一件事
- 不要太在意别人的批评和评价　不要强迫自己戴假面具
- 烦恼不是生存的目的　快乐才是生存的需要

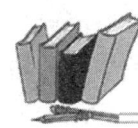

相关链接

人生十点

　　微笑露一点,脑筋活一点,嘴巴甜一点,说话轻一点,效率高一点,理由少一点,脾气小一点,肚量大一点,行动快一点,做事多一点。

自得其乐的八种办法

世界卫生组织提出了现代人"健康新概念",除了人体无疾病外,还应"天天有份好心情"。俗话说,世上不如意事常八九,可与人言只二三。人生在世,酸甜苦辣,忧乐相伴,而且常常是忧多乐少,苦多甜少。这就需要我们自得其乐,自己创造一个好心情。俗话还说,身安不如心安,屋宽不如心宽。不论是对人还是对事,宽容一些、大度一些,别斤斤计较、不怨天尤人,好心情便能够创造出来。

怎样才能给自己创造一个好心情呢?下列 8 种方法试一试:

1. 自我放松。欣赏音乐、戏剧,阅读小说、诗歌。看看相册、翻翻日记、读读书信、练练书法。回忆一下过去美好的经历。提醒自己:该放松放松了。

2. 做事不要过于考虑成败得失,尽力而为即可。实施某一计划之前,最好事先就预想到可能会出现的坏结果。事业既有成功的时候,也有失败的时候。得意了别忘形,不必张狂,犯错误后别过度内疚,不必事事、时时自我责备。

3. 在适当的时候说"不"。如果您觉得力不从心,体力不支,不要再对那些分外事操心,拒绝不必要的社交活动,放弃加班加点,对琐碎小事不妨任其自然。一个时期只有一个重点,一次只做一件重要事情。不要被无聊的人、琐碎的事缠住。学会说"不",才能得到心灵的自由。

4. 养花种草。常饮清静之茶,莫贪花色之酒。做点家务活,花点时间处理家中事情,你的疲劳会慢慢消失。主动参加一些群体的义务工作,做一个志愿者,从助人中寻得乐趣。

5. 积极休闲,参加多种多样的文体活动。如打球、跑步、去图书馆、听讲座、参加文化沙龙、结伴郊游。择善人而交,择善书而读,择善言而听,择善行而从。一个人如果不被恶习所染,幸福近矣。

6. 筛选朋友。须交有道之人,莫结无义之友。有义当敬、无情莫交。多而无益的朋友是有害的,他们不仅浪费你的时间、金钱,还会浪费你的感情,甚至危及你的事业。

7. 与知心朋友聊天。心中郁结、牢骚对亲朋好友说出来,获得安慰与支持。学会说笑话,学会调侃幽默,健康的开怀大笑是一种愉快的放松方式。

8. 早上进行体育锻炼,晚上泡个脚或洗个温水澡。听听音乐,看看报刊。保证睡眠充足,精神饱满。

相关链接

一生安乐法

静坐常思己过,闲谈莫论人非;能受苦乃为志士,肯吃亏不是痴人;敬君子方显有德,怕小人不算无能;退一步天高地阔,让三分心平气和。

欲进步需思退步,若着手先虑放手,如得意不宜再往,凡做事应有余步。切勿贪意外之财,知足者人心常乐。若能以此去处事,一生安乐任逍遥。

怎样预防应激反应综合征

一位年富力强的中年人,原来在一个工作稳定、待遇不高的机关里工作。后来他跳槽到外企公司担任部门主管,薪金优厚。他深感压力之大和竞争之激烈,稍有不慎,便要承担责任。几年以后,他失眠、做噩梦,爱发火,心情烦躁不安,心力交瘁、疲惫不堪。医生告诉他,这可能是应激反应综合征的表现。这种病与长期反复出现的心理紧张有关,如因怕被解聘、怕被淘汰、怕不受重视不得不承受的工作压力、生活压力和心理负担。

应激反应本来是机体在遭到外界刺激后,经大脑皮层综合分析,产生的一系列非特异性应答反应,如神经兴奋、血糖升高、血压上升、心率加快、呼吸加速等。应该说是正常的,其作用在于使机体能对刺激作出迅速而及时的回应,只要其强度、频率和持续时间适当,不但不会对人体造成损害,而且对激活人体机体有益。但是,如果外界的刺激过度激烈,本人无法承受,超出人体能够承受的极限,将会造成病理性损害,出现诸如失眠、持续疲劳、食欲缺乏、烦躁不安、记忆力减退、性功能下降、无名低热等症状,但又查不出明显的器质性病变;严重的则可能引发胃溃疡、心肌梗死。

预防处方 ①要懂一点中庸平和的儒道哲学。凡事朝最好处努力,往最坏处着想。在努力工作的同时,降低对自己的期望值。要有"只问耕耘,莫管收获"的淡然心态。不以物喜,不以己悲。②对于事业上的成功与失败要有心理上的两手准备。或许成功,莫得意忘形;或许失败,莫悲观丧气。在一个竞争激烈的社会,有成者,有败者,这是正常的社会现象。对于挫折和负面影响要有足够的心理准备,免得临时惊惶失措,加重压力。同时自己要想得开,不为小事斤斤计较,不为逆境心事重重。善于适应环境变化,保持内心的安宁。③学会自我解脱,遇事泰然处之。遇到冲突、挫折和过度的精神压力时,善于自我疏导,如练书法、绘画,来转移不良的情绪;如参加讲习班、读书会、访亲会友,社交旅游活动等,以此消除郁闷的心情,保持健康积极向上的心态。④如有心理症状如抑郁、焦虑等,可向心理医师求助。

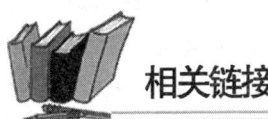

相关链接

身心保健歌

遇事想开,没病没灾。没肝没肺,能吃能睡。
宽容忍让,心广体壮。心平气和,准能多活。
新鲜蔬菜,活血通脉。五谷杂粮,气足力强。
读书动脑,延缓衰老。起居正常,不进药房。

心理养生四要素

心理养生,就是从精神上保持良好状态,以保证人体健康,达到延年益寿的目的。

◆待人宽厚。宽容宽厚是一种良好的心理品质,它不仅包含着理解和原谅,更显示着气度和胸襟、坚强和力量。人在社会交往中,吃亏、受委屈的事总是不可避免的,明智的选择是学会宽容。一个不会宽容,只知苛求别人的人,其人际关系往往处于紧张状态,病从气生,由心理疾病致使生理疾病。身心安康的调节阀是:吃亏是福、难得糊涂;严于律己,宽以待人。

◆心存善良。人为善,福虽未至,祸已远离;人为恶,祸虽未至,福已远离。与人为善,扶贫帮困,就会以他人之乐为乐,心中就常有欣慰之感,愉悦之感,轻松之感。心存善良的人,会始终保持泰然自若的心理状态,这种心理状态能把血液的流量和神经的兴奋度调至最佳的"中和"状态,从而提高了人体的抗病能力。

◆乐观豁达。乐观豁达的人认为,办法总比困难多,遇事想得开,有信心。乐观豁达是一种积极向上的性格和心境,可以激发人的活力和潜力,解决矛盾,逾越困难;而悲观消极,在困难面前一筹莫展,它使人烦恼和痛苦。

◆淡泊名利。人到无求品自高,把自己的欲望降到最低点,把自己的理性升华到最高点,就是智者。"无求便是安心法",淡泊是一种崇高的境界和心态,是对人生追求在深层次上的定位,有了淡泊的心态,就不会在世俗中,不择手段地追求个人名利;就不会对身外之物得而大喜,失而大悲;就不会对世事、对他人牢骚满腹,攀比嫉妒。身陷名缰利锁,谈何自在自由。

相关链接

人生六放、人生六戒

1. 放心自在。生活中诸多事不尽如人意,但尽力而为,求无愧于心。

2. 放怀求乐。把握住生活中的每一处快乐,经常笑一笑、乐一乐,把身心调整到快乐的境界。

3. 放开心胸。不为小事耿耿于怀,保持豁达进取的心态。

4. 放手施财。钱若有剩余,不妨多为社会着想,尽量帮助别人。须知有舍才有得。

5. 放下身价。即使曾经权倾一时、身价百万,也要接受人老珠黄、人生不满百的现实。不要感觉自己重要,要甘做一个平凡普通的人——没有你,这个地球照样转,社会该怎么办还得怎么办。

6. 放眼天下。地球乃一村,世界皆一体。胸怀全球,眼光才能长远,放眼世界,心地才能坦荡。

一戒疑。疑心病者,总以为别人在暗算自己,一言一行都得提防,因此坐立不安,神经紧张。

二戒妒。嫉妒的毒蛇咬伤自己,也咬伤别人。仇视异己,就等于把生命交给别人。见贤思齐,奋起直追,方为良策。

三戒卑。觉得自己处处不及旁人,在人前仿佛矮三分。不喜欢和人共事,越来越孤僻古怪。

四戒傲。心狂气浮、自高自大,离失败就不远了。"满招损、谦受益",乃是人生的座右铭。

五戒躁。浮浅急躁,乱发脾气,往往伤己伤人。

六戒愁。整天生活在忧虑之中,愁容满面,心事重重,长此以往,疾病缠身。

找准幸福的参照物,盲目攀比惹心病

有越来越多的人光顾心理门诊——大都是盲目攀比惹出的"心病"。

攀比心理和行为作为一种客观存在,本身并无过错,问题在于攀比的出发点和内容都是些什么。积极向上的攀比有益于工作。因为有比较才有进步,有目标才会有努力。但是消极病态的攀比却会带来不良的后果。有的人会因此而造成情绪障碍,牢骚满腹,总觉得社会对自己不公平,谁都对不起自己,从而出现焦虑、抑郁等心理疾病,使自己的身心受到伤害。

如今,不少人的物质生活水平有了很大的提高,但相当一部分人却体会不到幸福,陷入失望和忙乱之中,这其中一个重要原因,就是老是向上攀比,没有找准自己进行比照的参照物。向上攀比使人远离幸福,向下比照则使人感到满足。美国作家亨利·曼肯说:"如果你想幸福,非常简单,就是与那些不如你的人,比你更穷、房子更小、车子更破的人相比,你的幸福感就会增加"。"苦不苦,想想红军两万五;累不累,想想革命老前辈",比一比那些生活条件更差的穷地区的人。如果我们为缺钱买名牌服装而苦恼,就比一比那些尚且缺吃少穿的人……这样你就会感到心理平衡了。时时好心,就是时时好日。

世界上身家亿万的富翁何其多,横向比永远没有止境,要找回自己的幸福感还要纵向比一比,也就是说跟自己的以前比。你可以为自己的工作和人生制定一个切合实际的目标,不要不顾自己的实际能力而过高要求自己。同时,要对自己的理想进行调整,降低期望值,凡事要量力而行。这样对自己的付出和收获才能做到心理平衡。

不盲目攀比,也就是说,不要处处显得比别人优越,不要给自己背上比别人强的包袱。低姿态为人,知足者而常乐。

相关链接

你不能……但你可以……

你不能左右天气,但你可以改变心情。
你不能改变容貌,但你可以展现笑容。
你不能控制他人,但你可以掌握自己。
你不能样样顺利,但你可以事事尽力。
你不能预知未来,但你可以珍惜今天。

在竞争中 如何保持心理健康

竞争促进了社会的进步和发展,但是,若竞争不当,容易使人产生紧张焦虑、身心疲劳等问题;尤其对于失败者来说,如想不开,处理不当,会引起意志消沉、精神变态,甚至出现犯罪或自杀。那么,在一个充满竞争的社会里,如何才能扬长避短,保持自己的心理健康呢?

1. 对竞争有一个正确客观认识。有竞争,就会有成功和失败。成功了固然可喜,失败了也问心无愧,如果从中悟出了一番人生的道理,或者在竞争中学到了知识,增长了才干,那么这种失败或许更有价值。"失败是成功之母",谁能说它不是明天成功的开始呢?

2. 对自己要有一个适当的评估。审时度势,扬长避短。不要提出不切实际的奋斗目标,把规划定在自己的能力范围之内。制定目标时,既不好高骛远,又不妄自菲薄,脚踏实地一步一个脚印地做起。对自己的期望不要太高,避免失落感。

3. 一段时间只集中精力干一件大事,以免分散精力,给自己造成精神压力。面对现实通过努力能实现的决不气馁,没有条件的要等待时机,保持平衡的心态。

4. 不要事事争输赢。不怕事多,就怕多事。得理要饶人,理直气要和。如不是原则问题,可作必要的妥协和让步,生活中并不是每件事情都需要争出个子丑寅卯。

5. 离开刺激源,以避免烦恼郁积。是非天天有,不听自然无。在极度烦恼时,给自己放个长假,或者换一个工作岗位。

6. 当感到巨大心理压力,出现悲伤、愤怒、怨恨时,要勇于向亲朋好友倾诉,以减轻心理压抑。

7. 多做善事,设身处地为他人着想。怨恨别人,痛苦的却是自己。诽谤别人,先污染了自己的嘴巴。

8. 力戒成功的四大敌人:掉以轻心、虚荣心、骄傲自大、自暴自弃。①掉以轻心。自信过度、以为"该注意的"都注意了。细节决定成败,事实上正因为缺乏"每事问"的精神,缺乏虚心和细心,事情才未成功。②虚荣心。"虚荣的人被智者所轻视,愚者所倾服,阿谀者所崇拜,而为自己的虚荣所奴役"。想获得不实在的荣誉,就会满足虚荣;要事事踏实、迈向成功,便会远离虚荣。③骄傲自大。骄傲的人"一定"觉得自己比别人优越,有些是凭"外貌身材",有些是靠"才华",有些是比"财产"、比"势力",总之,言行举止,就是己长人短、目中无人。④自暴自弃。破罐子破摔,只会增加个人的缺点、增加更多的坏毛病。接受"失去一些什么"的事实,并且,往前走。有志向的人,明知自己有先天的不足和后天的缺点,但却努力地发挥个人的优势,全力以赴干事业,直到成功。并且乐意帮助更多的人。

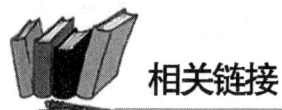
相关链接

《坐忘铭》

常默元气不伤,少思慧烛闪光。不怒精神和畅,不恼心地清凉。不求无谄无媚,不执可圆可方。不贪便是富贵,不苟何惧公堂。

笔者注:明人郑宣所著《昨非庵日纂》中的《坐忘铭》堪称心理健康的良方。"元气"是人体生化动力的源泉,保养的办法莫过于"常默"。少思即减少思虑,这样可使心情愉悦,血脉通畅。焦虑忧愁,则食不味、夜不安、头目眩晕、心悸气短,久之则百病丛生。凡人不能无思,但"思"要有个限度,不要在个人名利上苦思冥想,更不要为身外之物煞费苦心。遇事不发怒、不生气,则清虚宁静,乐观开朗。

太能算计 得不偿失

有些人对于个人得失,"太能算计"。整天算计怎样多占便宜少吃亏。结果常常气得肝火上升、头昏脑涨,弄得人际关系相当紧张。还有些人,过于小气;生活中有不少这样身心疲惫、活得很累的人。在心理学中,把"太能算计"定位为"吝啬"。吝啬是对金钱、能力、时间、知识等过分爱惜的一种特殊态度,是一种自私自利的表现,是一种无德性的不良品质。

为消除这种"太能算计"的心理,关键在于要认清"太能算计"的表现和危害,不要认为它是一种"节俭"。"吝啬"与"节俭"有本质不同。"节俭"是一种优秀品质,节俭者表现为该节约时就节约,该花钱时也肯付出。

生活中"太能算计"往往得不偿失,引起许多纠纷。小则人际关系紧张,大则诉诸公堂,到法院打官司。如果长年累月生活在这种人为的紧张关系中,最终的结果是闹一身毛病,损害身心健康,俗话说,"舍财保命"、"用钱买命"即是此理。"太能算计"的人,从人生的角度讲,实则是"占小便宜,吃大亏",失去了人生的意义,岂不是吃了大亏?常听人说,"某某人想钱想疯了!"在此提醒:聪明反被聪明误,不要"算计"得疯了、狂了。

相关链接

忍人所不能忍,行人所不能行

忍人所不能忍,行人所不能行。名:"大雄"。故名:"大雄宝殿",即佛也。

忍气不下心病生,终生将你苦缠绕,让人一步有何妨,量大福大无烦恼。

寒山问拾得:世人有人谤我、欺我、辱我、笑我、轻我、贱我,我当如何处之?拾得曰:只要忍他、避他、由他、耐他、不要理他,再过几年,你且看他。

职业女性如何减压

眼下的社会,职业女性所承受的压力与日俱增。对工作的执著,对家庭的牵挂,对生活的过分期待,无不令现代职业女性陷入困惑之中。女性该如何减压呢?

知足常乐,不要苛求自己。人不可缺乏进取心和奋斗精神,但一味追逐名利反而会得不偿失。有些人喜欢在压力中生活,在压力中迎接挑战,觉得那是一种惬意、满足。但过大压力会压得自己喘不过气来,久而久之就会损害自己的身体健康。只要曾经拼搏过,且通过努力得到了一定的收获,就该有成就感、满足感。

降低期望值,不要苛求他人。不要对自己、对家人、对同事寄予太高的期望。如果有宽厚待人之心,难得糊涂之时,你会感到减轻了不少人为压力,你的人际关系亦会得到相应的改善。

学会自我疏导,不要苛求社会。当遇到不如意的事情时,可以通过外出旅游、向朋友倾诉、欣赏艺术(读小说、听音乐、看电影、看电视)等方式来疏导自己。转移情绪,也可以找适当的场合大声喊叫或者痛哭一场。每个人都有每个人的活法,活得好、活得有意义就成。

讲究健脑之道,预防紧张性头痛

讲究健脑之道,可以延缓大脑的衰老过程,同时还可预防紧张性头痛。

经常睡好觉 伏案工作者脑神经细胞常处于兴奋状态,能量消耗大,工作时间过长容易疲劳。睡眠时脑细胞处于抑制状态,并使消耗的能量得到补充和恢复。睡眠时间的长短因人而异,睡一觉后,感到精力充沛就算休息好了。头痛者,头脑不清醒者,感到昏昏沉沉时,放下手中的工作,找个安静的地方好好睡觉。

勤用脑、多用脑 "用进废退",脑子越用越灵活。勤于用脑的人智力比用脑较少的人要高出50%;有的人即使步入晚年,仍然思维敏捷,记忆力惊人。而懒于用脑的人,在中年时期就显得思维迟钝,记忆力减退。

常吃些健脑食物 大脑重量占体重的2%,但消耗的能量却占人体总能耗量的20%。常吃蔬菜、水果、豆类、鱼类、奶制品等食物,可以补充大脑所需的蛋白质、氨基酸、卵磷脂等营养物质,可提高脑细胞的活力,预防脑神经细胞老化。

养成健康的生活方式 戒烟限酒可以减少脑机能的受损。体育运动能促进脑细胞代谢,使大脑功能得以充分发挥。保持豁达乐观的心境,积极向上的精神状态,有利于神经系统与人体各器官的协调统一,使机体的生理代谢过程处于最佳状态,对强化记忆和提高用脑效率有益处。

工作和生活中的压力不断增大、精力体力时时透支,加之思虑过度、神经系统处于虚弱状态,长此以往,便出现头痛、头胀、头部紧压感或颈项僵硬、腰背酸痛;入睡困难、多梦易惊、白天嗜睡、夜间失眠等。

预防紧张性头痛的发作 一是要注意早晚的保暖,注意衣服的增减。二是注意食用养阴之物,如西红柿、百合、青菜、草莓、橘子等,忌食辛辣、油腻的食物。三是不要给自己过多的压力,不要一天到晚埋头于工作,走出家门到户外体育锻炼,或外出旅游,以此来放松情绪。

对于紧张性头痛的治疗,可采用一些镇静止痛及解除血管痉挛类药物。但有许多药物可引起不良反应，如嗜睡、胃肠不适等症状，长期反复服用，可影响骨髓造血功能、白细胞减少，因此应少用或忌用此类药物。中药治疗头痛的方法很多，例如白芷，有明显的止痛作用；川芎具有活血化淤、通络、缓解血管痉挛的作用；菊花清肝明目，可改善因上火引起的头痛。可辨证施治，以减少头痛发作的次数。

> **提　醒**
> 守此四法　结局通达
> 节欲戒怒，是保身法。收敛安静，是治家法。
> 随便自然，是省事法。行善修心，是出世法。

"三不"寿命长　"四句"人愉快

不贪——便是富贵。君子爱财，取之有道，无可厚非。贪得无厌，不择手段，铤而走险，最终身败名裂。做人不贪，才能保持平和的心态；甘于淡泊，就能神安气定。

不执——可方可圆。执迷不悟、爱走极端，一点小事要争个面红耳赤；也有的人凡事摆出领导的架势，唯我独尊，傲气凌人。这样的人心理极不平衡，哪有福寿可言？为人处世有方有圆，心地坦荡，方能健康长寿。

不苟——何惧法院。"苟"指见不得人的事。以权谋私、收受贿赂、敲诈勒索。白天做了亏心事，晚上便怕鬼敲门。一个人常处于紧张、恐惧状态，害怕有一天"被捉"，必然会降低人体的免疫功能,未老先衰。清白做人,老实做事,自然会心静神安。

能做到以下的四句话,生活就会愉快,社会就会祥和——

1. 把自己当成自己 你就是你自己,不是别人,有自己的个性、独立性。把自己当成自己时,就得站在别人的角度看自己,就得承担起自己对社会、对家人的责任。

2. 把别人当成自己 在与人交往时,设身处地为对方着想,对别人多点同情心,多给点帮助。

3. 把自己当成别人 当受到挫折、屈辱时,把自己当成别人,能置身事外,心中的不快自然减轻;当取得成绩,春风得意时,把自己当成别人,就不至于骄傲自大。

4. 把别人当成别人 不要自以为是,不要苛求别人,不要强求别人怎样做。别人怎样做是别人的自由。

改变自己,是自救,影响别人,是救人。改变别人,不如先改变自己。征服世界,并不伟大,一个人能征服自己,才是英明之人。如果每个人都学会换位思考,体贴对方,善待人生,那我们就可以摆脱诸多的烦恼。

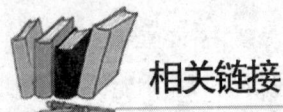

相关链接

哲理深邃的"善书"

有势不可使尽,有福不可享尽,贫穷不可欺尽。此三者乃天运循环,周而复始。一日行善,福虽未至,祸自远矣!一日行恶,祸虽未至,福自远矣!行善之人如春园之草,不见其长,日有所增;行恶之人,如磨刀之石,不见其损,日有所亏。损人利己,切宜戒之。一毫之善,与人方便。一毫之恶,劝人莫做。衣食随缘,自然快乐。算什么命,问什么卜,欺人是祸,饶人是福。

——摘录《东岳大帝宝训》

笔者注:东岳庙(道观)地处北京朝阳门外神路街,镌刻在山门内的《东岳大帝宝训》言简意赅、哲理深邃。"有势不可使尽,有福不可享尽,贫穷不可欺尽"——凡事不可做绝!作威作福,仗势欺人者最终能逃脱历史的惩罚吗?"衣食随缘,自然快乐"。简朴而知足的生活能增进人体的健康。"算什么命,问什么卜",命运靠自己来把握,说到底,一个人的命运在很大程度上是由自己的作为来决定的。

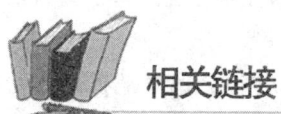
相关链接

消气歌

欲知百病生于气,劝君遇事多消气;莫生气,要消气,气出病来无人替。

生活琐事消闲气,事不顺心消怨气;心有烦恼消闷气,受到委屈消怄气;

失意之时消丧气,得意莫忘消狂气;郁怨不舒消火气,化解矛盾消凶气;

成绩面前消骄气,天大困难消叹气;精神不振消颓气,固执己见消犟气;

看不顺眼消憋气,逆耳之言消惹气;性情急躁消脾气,意气相争消斗气;

操办喜事消阔气,举止大方消俗气;待人处世消小气,身心健康是福气。

五法制怒　融洽和谐

1. 冷静处理法　当满腔怒火时,要迫使自己冷静,戒急戒躁。即使自己有理,也要耐着性子慢慢讲、不起高腔、不失态、不忘形。话多不如话少,话少不如话好。伤人之语,如水覆地,难以挽回。在一定的环境中"沉默是金",不说比说效果要好;不干比干效率要高。遇到有争议的事情,遇到棘手的问题,如果不是非常紧急,最好搁置一段时间再处理。

2. 换位思考法　一个人怒发冲冠时,往往会偏激地把对方看得一无是处。此时需要换位思考,设身处地为对方思考。反问一下,自己就真的没有缺点和失误吗?这样,静以反思己过,自然会熄灭怒火。

3. 欢笑幽默法　欢畅的笑声、愉悦的心情,能够驱散紧张怨恨的情绪。往往是一两句幽默的话语,便能化解危机。古希腊哲学家苏格拉底有一个脾气暴躁的妻子。有一次,苏格拉底正在和学生讨论问题,他的妻子突然闯了进来,当着学生的面大骂丈夫,并把手中的一盆水泼到苏格拉底头上。苏格拉底却笑了笑说:"我就知道,电闪雷鸣之后,必然是倾盆大雨!"在场的人哈哈大笑,他的妻子也转怒为喜。这就是欢笑幽默法。

4. 忍辱负重法　善于忍耐是一种美德,是一种涵养。"忍得一时气,免得百日忧"、"吃亏人常在,能忍者自安"。尤其是在逆境中,那些善于忍让、随遇而安的人,才能更好地生存和发展。

5. 学习效仿法　要学习效仿先人、哲人那种淡泊名利、宠辱不惊、豁达大度的宽阔胸襟和处世乐观的态度。爱国名将林则徐爱憎分明,容易激动,他特地制定了"制怒"的横匾,随时劝诫自己。

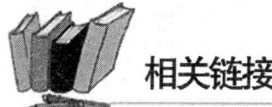
相关链接

莫恼歌

莫要恼,莫要恼,烦恼之人容易老。
世间万事怎能全,可叹世人愁不了。
放着快活不会享,何苦自己找烦恼。
粗布衣,菜饭饱,这个快活哪里讨?

遇事想得开,逢凶能化吉;办事笑一笑,千愁百病消

我国著名画家黄永玉的文章,有为人处世"十三点"之说:

嘴巴甜一点,微笑多一点,脑子活一点,行动快一点,心态好一点,手脚勤一点,良心好一点,讲话轻一点,肚量大一点,脾气小一点,毛病少一点,钞票有一点,运道好一点。

一个人的快乐,不是因为他拥有的多,而是因为他计较的少。生气,就是拿别人的过错来惩罚自己。原谅别人,就是善待自己。当你有些事想不开,钻到"牛角尖"里出不来时,想想"十三点",对于情操的陶冶、性情的养成有益处;相信在生活中就会"遇事想得开,逢凶能化吉"了。

俗话说:"笑一笑,十年少;笑十笑,百病消。"乐观开朗、经常笑一笑,便能通过大脑皮层及皮下神经中枢的活动而引起一系列生理变化,如呼吸加深,肺活量增大,氧气供应充分等等。所以,人通过笑可达到健身的目的。

有人把笑对身心的益处概括为"十大好处":

1. 清洁呼吸道;
2. 增强肺的功能;
3. 放松肌腱;
4. 消除紧张感;
5. 抒发健康感情;
6. 散发多余的精力;
7. 驱散愁闷;
8. 减轻"社会束缚感";
9. 有助于克服羞怯心理;
10. 能乐观地对待现实。

既然笑有这么多的好处,我们为什么不面带微笑,或开怀大笑呢?愿我们笑口常开,青春常在。

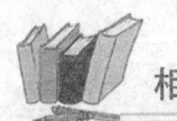 相关链接

不气歌

他人气我我不气,我本无心他来气。倘若生病中他计,气下病来无人替。

请来医生将病治,反说气病治非易。我今尝过气中味,不气不

气真不气。

夜班工作者怎样睡好觉

睡眠期间是修复人体各种损伤的最佳时期,充足的睡眠是减缓老化的前提。一项调查资料显示,约有1/4的熬夜者或夜班工作者存在着失眠的困扰,影响了身体健康。以下6个方法,不妨试一试。

1. 尽可能保持作息规律,包括固定时间起床、固定时间吃饭,养成按时睡觉的习惯。尽可能顺应人体生理时钟,安排在晚上休息,白天活动。保证每天8小时睡眠,缺觉时应及时补上。

2. 营造睡眠环境。睡前先让房间通风,保持空气新鲜。卧室要安静。光线宜暗淡,选用双层窗帘或隔音窗帘,有隔音效果,还防止强光的刺激。选择淡蓝、淡绿或白色,作为卧房的主色,使人容易入睡。

3. 睡床要舒适;枕头不宜过高。睡衣应少、薄、软,不穿紧身衣。提醒亲友,别在睡觉时间打扰。

4. 夜班工作者比正常工作的人的体能消耗大,因此,要保证摄入足够的营养,如牛奶、豆浆、鸡蛋、新鲜水果、蔬菜。熬夜时,避免摄入油腻食物及甜食,力求清淡并营养均衡。半夜到清晨,消化功能差,易造成肠胃道疾病,少吃方便面等深加工的食品。

5. 下班后不要空腹就寝,适当进食后再休息;但也不能饱餐后立即入睡,否则会加重胃肠负担,反而影响休息。睡前两小时不宜进食(可以喝水),因为胃肠活动对大脑皮质有刺激作用,让人不能安眠。睡前1小时不做剧烈运动。睡前用热水泡脚,或做一些自我放松的按摩。

6. 适当活动。夜班之后，一般从早晨睡至中午为宜，不可无节制地"补觉"。起床后做些适当的室外活动，以舒畅筋骨。

失眠者怎样睡好觉

养成按时入睡和起床的好习惯。遵守作息时间能使我们的睡眠像条件反射那样来得自然。找出合适入睡的时间（最好是早睡早起）。被褥保持干净，经常晾晒，穿宽松的睡衣。

想办法远离噪声干扰。睡前不宜进行激动人心的讲话，不宜阅读动人心弦的书刊，不宜观看使人久久不能忘怀的电影戏剧，不宜剧烈的运动，不宜搓麻将，避免紧张兴奋，增加入睡难度。

晚饭不要过晚、过饱。吃些容易消化的清淡食物，注意吃蔬菜和一定比例的杂粮。晚上不宜吸烟、不宜饮用浓茶或咖啡等刺激性饮料。可以常吃些草莓、香蕉。据土耳其的医学专家研究，草莓有医治失眠的功效，这种功效主要得益于其所含丰富的钾、镁两种元素，钾有镇静功能，镁能安抚机体。

养成良好的睡前生活习惯。如睡前刷牙、洗脸、用温水泡脚、洗浴。或户外散步，或听音乐或静坐养神。不要将办公室文件或恼人的事带进卧房。

长期失眠者可从调整生活方式着手：①保持心情舒畅。现在不少的人有不同程度的失眠，可能是情志因素所致，由心病造成失眠，为此，常参与社会活动，多进行人际交流，排解寂寞和失落感。②坚持适当的运动，如太极拳、八段锦、慢跑等。③采取饮食疗法，如睡前饮用一杯牛奶，每晚吃一个苹果，可起一定的催眠作用。④欣赏音乐。旋律动听、令人神往的音乐，让人忘却烦恼，是种无形的"催眠曲"。⑤失眠不可滥用安眠药。对于顽固性失眠症患者，适当给予镇静安眠药是可以的,但要特别注意避免由此引发成瘾依赖行为。安眠药常有时间滞后的抑制作用,会导致白天嗜睡、乏力等不良后果。长期使用者导致肝肾功能损害,可诱发黄疸、浮肿;所以,要少用或不用镇静安眠药。

昼夜睡眠时间有参考

年 龄	昼夜睡眠时间(小时)约	年 龄	昼夜睡眠时间(小时)约
婴 儿	20	16～20岁	8～9
1～2岁	16	成年人	7～8
2～4岁	14	60～70岁	9
4～7岁	12	70～90岁	10
7～12岁	9～11	90岁以上	10～12

- 睡好"子午觉"
- 床铺软硬要适中
- 床铺高度要适合
- 床铺宜宽大
- "高枕无忧"未必好
- 枕芯有选择
- 刹住"开夜车",早睡早起
- 睡前刷牙、洗脚
- 蒙头睡不好,"和衣而卧"睡不香

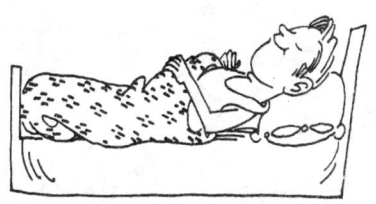

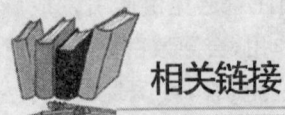
相关链接

生活在感恩的世界

感激伤害你的人,因为他磨炼了你的意志。
感激欺骗你的人,因为他增进了你的见识。
感激遗弃你的人,因为他启发了你应自立。
感激绊倒你的人,因为他强化了你的能力。
感激斥责你的人,因为他助长了你的定慧。
——感激所有使你坚定成就的人

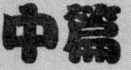 常见病的预防及自然疗法

第六章

脂肪肝的自然疗法

什么是脂肪肝

　　肝脏将体内的有害物质,化合成无毒的物质清除掉。倘若肝脏受损,后果严重。所谓脂肪肝是由于脂肪(主要是甘油三酯)在肝脏过多地沉积所致。正常肝脏的脂肪含量低,因为肝脏能将脂肪与磷酸及胆碱结合,转变成磷脂,转运到体内其他部位。肝功能减弱时,脂肪不能有效转移,脂肪在肝脏内积聚,成为脂肪肝。一般认为,脂肪在肝内储蓄超过肝重的5%~10%时,为轻度脂肪肝;达到肝重的10%~25%则为中度脂肪肝,超过25%就是重度脂肪肝了。脂肪积聚过多时,可能发展为肝硬化。脂肪肝除了导致肝脏本身产生病变外,也会因代谢的变化引起高脂血症,造成动脉硬化甚至诱发心脏血管阻塞,引起心脏病或中风。

　　酒精可强化肝炎病毒、亚硝胺、黄曲霉毒素诱发肝肿瘤的作用;营养不良造成肝脏白蛋白合成减少,由此罹患的脂肪肝可形成肝肿大及肝硬化。药物及毒物损害也可形成脂肪肝,并在病变过程中起到协同作用。此外,脂肪肝发生的原因还有肥胖、高脂血症、糖尿病等,其中关系最大的就是高脂血症,约有50%的高脂血症患者合并脂肪肝。

因为脂肪肝和早期肝硬化具有一定的隐蔽性,患者体力尚可,饮食正常,因此容易疏忽大意。轻度脂肪肝应及早治疗,拖延到中、重度脂肪肝时,可出现轻度肝硬化,再发展下去就是肝硬化了。因此,脂肪肝和肝硬化的防治,关键是早发现与早治疗。

脂肪肝的预防

脂肪肝及早期肝硬化的表现

脂肪肝是一种慢性肝脏损害,病情进展缓慢,部分脂肪肝患者患病初期,胃口好,面色红润,有的还又白又胖。这些假象往往使人忽视它的后果。其实,轻度脂肪肝也是有征兆的,譬如容易疲劳、腹胀、肝区不适或隐痛、恶心、嗳气等。脂肪肝又是某些疾病可能来临的警报。比如,会出现月经失调、血管痣;白蛋白低下,人没力气。研究发现,目前盛行的脂肪肝与肥胖关联密切。过剩的营养转化为脂肪,积存于肝脏形成了脂肪肝,沉积到皮下便形成肥胖。

脂肪肝的早期防治至关重要。拖延到中、重度脂肪肝,甚至演变成肝硬化,恢复起来就困难了。约1%~8%脂肪肝患者最终可形成肝硬化。

根据国外的研究报告,慢性嗜酒者中,60%发生脂肪肝,30%可发展为肝纤维化,10%~20%最终将演变成肝硬化。大量饮酒造成的肝硬化,会有长达20年的演变过程,往往让人无视这个缓慢到来的恶果。

从临床上看,早期肝硬化患者容易疲乏、食欲缺乏、体重减轻、小便深黄;也常有类似慢性肝炎的感觉,如腹部胀满、隆起、腹围增大,腿脚肿大、按之凹陷,频繁发生鼻出血、牙龈出血和皮下淤点淤癍等。此外,肝硬化还可出现面色晦暗,手掌可见点状或片状淤血,俗称"肝掌";皮肤上出现蜘蛛状毛细血管改变;男性可有乳房肿大并有压痛感。如有上述症状,应做详细检查,警惕肝硬化的发生。

吃喝无度和缺乏运动,使肝脏受到损害。平衡膳食、加强锻炼,是预防脂肪肝的前提。预防脂肪肝有两点非常重要,"一要管住嘴,二要迈开腿"。

"管住自己的嘴",就要调整饮食结构。饮食控制对脂肪肝的治疗,尤其是对中轻度脂肪肝有较好的效果。为"肝脏减肥",要"带着食欲离开餐桌"。长期大量饮酒者应戒酒,别吃油水大的食物,提倡低脂、低糖、低盐饮食。烹调时尽量选用植物油,少食动物内脏、肥肉等含脂肪高、胆固醇高的食物,少食煎炸食物,少吃甜食。常吃青菜、水果、豆制品和五谷杂粮。蛋白质具有生理活性,可以养护肝细胞,改善肝脏功能。适量吃一些鱼、虾、瘦肉、海米和高质量的营养蛋白质粉,可促使肝细胞的修复。

"迈开自己的腿",即要加强腿脚方面的体育锻炼,适当增加运动,促进体内脂肪消耗。跑步、做操、打拳、仰卧起坐等运动锻炼都是有益的。病毒性肝炎患者既需增加营养,又要卧床休息,加上肝细胞本身的病变,很容易发生脂肪肝,因而在身体允许、力所能及的情况下,适当增加活动非常必要。

对于中、重度脂肪肝,除辅助饮食疗法外,应到医院及时就诊,给予必要的药物治疗。由于脂肪肝的病因复杂,目前尚无特效药物。市场上出售的药物不但价格昂贵,而且效果不佳,使用不当反而加重肝脏损害,因此应慎重使用。

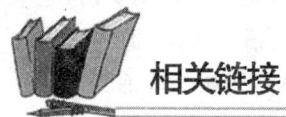 相关链接

早睡能护肝

依照中医经脉循行理论,每晚 11 时至凌晨 3 时,是肝经运行的时间。肝脏排毒需要在熟睡中进行。因此,子夜时分安然入眠,可有效地养护肝脏。

脂肪肝的食疗

肥胖性脂肪肝病与营养过剩有关。摄入过多的动物脂肪,超过肝脏的代谢能力,肝脏便被迫变成了"脂肪仓库",形成脂肪肝。脂肪肝的食疗有:

1. 饮食验方:①白萝卜 1000 克,洗净用清水浸泡片刻,用温开水冲洗后连皮切成小块放入榨汁机中榨汁。上下午饮用。②乌龙茶 8 克,上下午各取 4 克乌龙茶,放入有盖的茶杯中,用沸水冲泡,加盖闷 5 分钟即可饮用,每杯茶可连续冲泡 3～5 次。③螺旋藻橘皮茶:螺旋藻 10 粒,鲜橘皮 10 克。把橘皮切成细丝放入杯中用沸水冲泡,加盖,闷 15 分钟后把螺旋藻粉(把胶囊打开)倒入杯中搅拌,即可饮用。连续冲泡 3～5 次代茶饮用,当日饮完。④蔬果汁,配料如下:西红柿 1 个＋苹果 1 个＋猕猴桃 2 个＋洋葱 1 个混合榨汁饮用,每日饮一次。

2. 饮食验方:①每天食用 1000 克左右的蔬菜、水果。深颜色

的绿叶蔬菜更好。②每天主食控制在250克至350克以内,吃些杂粮,如小米、玉米、荞麦、燕麦、麦麸,少吃精细大米、面粉。③每天喝酸牛奶一杯(或脱脂牛奶粉30克冲饮),牛奶在睡前喝或食用一个鸡蛋,鸡蛋不可与豆浆同时食用。每天肉食控制在100克以内,以鱼肉、瘦羊肉、瘦牛肉为主。

3. 食疗:香菇、蘑菇、黑木耳、海带、芹菜、大蒜、洋葱、黄瓜、萝卜、西红柿、苜蓿、生姜、红枣、玉米、大豆、绿豆、麦麸、燕麦、花生、魔芋、牛奶、花粉、茶叶、荷叶、海藻、螺旋藻、橘皮、绞股蓝、灵芝、枸杞、野苋菜、荠菜、苹果、刺梨、山楂、酸枣、香石榴、猕猴桃、胡萝卜、植物油(橄榄油、玉米油、红花油)等。

4. 建议与参考:①试着禁食。在一个月里,试着一个星期禁食一天或一日两餐,尤其是晚餐宜吃七分饱,饭后散步,不要坐着不动看电视。注意饮水,可用绿茶取代饮料,不要饮用有色素、防腐剂、添加剂等具有化学成分的饮料。②对于上班的工作者来说,午饭后静坐休息15~30分钟的时间,再去睡午觉、散步或是做别的事情,对肝脏的保养是必要的。有数据显示,当身体由躺下到站立,流入肝脏的血流量就要减少30%,如果再运动,血液又会有一部分流向手脚,此时,流入肝脏的血流量减少到50%。如果肝脏处在供血量不足的情况之中,它正常的新陈代谢活动就会受到影响。一般说,午饭吃得比较多,身体内的血液集中到消化道内参与食物消化,不利于肝脏的保养,因此患有肝病的朋友,建议饭后闭目养神15~30分钟。

5. 肝病患者吃肝不补肝。肝病患者最好不要以进食猪肝、羊肝等动物肝脏的方式来补肝。肝脏是人体最大的解毒器官。从市场买回的动物肝脏大多暗藏着各种毒素,肝病患者由于肝功能受损,难以及时分解掉这些毒素,吃这类食品,反而加重肝脏负担,影响肝病的康复。

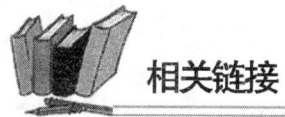
相关链接

观斑点知疾病

体内积滞了过多的毒素,形诸在外,便出现了形形色色的斑点。如果我们经常留心身上斑点的变化,就能大致地知道自己身上有哪些毛病。俗话说,久积成毒。当人体内的废物,积聚滞留到了一定的程度,不但青筋(积滞)暴露扭曲,还出现了"三斑"——白斑、黑斑、红斑(又叫血痣)。"三斑"状似芝麻,绿豆般大,多见于手上、脸上和身体各部位上。这是在提醒我们谨防三大杀手:肿瘤、心脑血管、肝硬化。

白斑　身上的白斑点越白,说明人体内脏的毒性越大,毒素积滞得多。白斑多见于肿瘤、癌症病人。

黑斑　青筋突现是人体内积滞的反映,而黑斑的出现则是淤血的反映,多见于心脑血管疾病者。

血痣　即身上出现的一些小红点。血痣反映了痰湿的积滞,脂肪的堆积,提示人体血脂过高。小心脂肪肝、慢性肝炎。如胸部、腹部、大腿等出现诸多小红点,当心脂肪肝。

常查"三斑"防疾病　人身上的黑痣是先天的,如果人体处于健康状态,一般来说,对人的健康关系不大,而"三斑"则是后天保养不当才出现的。故,自我检查一下身体各部位是否出现了"三斑","三斑"是大了、多了,还是小了、消失了?检查出了斑点,并想办法慢慢地消除掉,您的身体就能处于健康状态。

第七章

肥胖症的自然疗法

选择适宜的运动方式减肥

运动能有效治疗三大疾病（肥胖症、心血管疾病和糖尿病）。运动是防治肥胖的最佳途径，它可以减少脂肪，使致病性血脂、血蛋白显著下降。肥胖人士可采用中等小强度运动量锻炼，比如快走、慢跑，每周3～5次，每次60分钟，宜选择早晨或夜晚锻炼。只要有时间，尽量少坐车多走路。每天，你可以原地动一动，扭一扭，跑一跑。出汗了就达到了减肥的效果。再比如糖尿病，运动可以减少糖尿病人胰岛素的用量，降低血糖浓度，运动是治疗糖尿病的首选方式。另外如冠心病，现在科研证据表明，通过足够强度的运动，可以使动脉内沉积的斑块消失，血流通畅，从而不会发生动脉梗塞等一些疾病。

全民健身计划四点建议：一是晨起一杯凉开水，可以帮助锻炼者稀释血液，因为血液一般早晨黏稠度很高，可能引发许多疾病；二是给自己设计一种适合自己特点的运动方式；三是运动须坚持，只有坚持才能取得成效；四是每天至少运动30分钟，这是最少的推荐量。由于人的惰性，一些人不愿意活动，工作忙和没时间不过是人们最常用的借口而已。

控制体重　减肥四法

●慢吃细咽,少吃多餐。进食时缓嚼慢咽,每口饭咀嚼30次再吞咽下,能使唾液大量分泌,唾液中的淀粉酶可助消化、可杀菌解毒。同时,减慢进食速度,可达到减肥的目的。食物进入人体后,体内的血糖就会升高,当血糖升高到一定水平时,大脑食物中枢就会发生停止进食的信号。如果一个人进食速度太快,当大脑发出停止进食的信号时,往往已经吃了过多的食物。一口食物的理想咀嚼次数为30次,半分钟为宜。少食多餐缩短了空腹时间,可防止脂肪积聚。空腹时间越长,造成脂肪积聚的可能性就越大,容易使人发胖。

●蔬果减肥,控制糖油。肉类食品容易形成脂肪在人体内储存起来,而蔬果中的蛋白质或碳水化合物不易转化为脂肪,特别是不含糖分的绿色蔬菜对减肥更为有效。蔬果餐是指以蔬菜、水果为主,以此降低膳食的总热量与脂肪摄入量。进食糖分和油脂过多,是肥胖的重要原因之一。晚饭少吃。晚饭后如坐躺、如看电视,热量易转变成脂肪,在腹部堆积;晚饭后应稍事运动,做些家务活。散步为佳。睡前不进食或少进食。

●体育锻炼,适度运动。每天至少运动半小时,若减肥,应加大运动量,每天可运动1至2个小时。掌握好锻炼时间。饭前1～2小时(即空腹)进行适度运动,如步行、打球、跳舞、慢跑、爬山、骑自行车等,有助于减肥。这是由于此时体内无新的脂肪酸进入脂肪细胞,较易消耗多余的脂肪(特别是产后的脂肪),减肥效果优于饭后运动。学走健身步。健身步介于跑步与散步之间,既没有长跑那样紧张,也不是消极的"溜达",而是讲求姿势和节奏。健身步锻炼的方法是:步行时步幅尽量加大,速度快而有节奏,挺胸摆臂,迈步时脚跟蹬地,用力甩腿。随着这种步法的养成,可逐渐提高行走速度。当适应了快速行走后,可走上坡路锻炼,或在腰部、手腕、脚腕等处缚扎沙袋,沙袋的重量应由轻到重,但不得超过体重的20%。还可以手持哑铃,边走边进行上半身的锻炼。此种锻炼方法不需复杂的运动器械,一年四季都可进行。

●提高睡眠质量。养成早睡早起的良好习惯。如有条件,中午睡一会儿,使身心得到调整和休息,为下午的工作蓄养心力。

为减肥支招——揉腹可去将军肚

揉腹有减肥作用,还有治疗便秘、遗精、胃肠溃疡、周期性失眠、心血管病等疾患的功效。

腹部是容易堆积脂肪的地方,肠胃等脏器之间有许多空间,可让脂肪细胞借住,且腹肌不易得到运动。经常地按揉腹部,使腹壁毛细血管畅通无阻,促进脂肪的吸收和转移,可以减少腹部脂肪的堆积,防止大腹便便。常按摩腹部,可消除"将军肚"。

腹部分为上腹部和下腹部。上腹部是指胸部到肚脐之间,下腹部则是指肚脐之下。通常男性多为上腹部脂肪性堆积,女性则为下腹部肥胖。揉腹即用手来回擦、搓,按摩。转腹就是旋转式地按摩腹部,此法对于消除腹部赘肉、促进消化,防止脏器下垂、便秘和痔疮都很有好处。

古医书《延年九转法》介绍了揉腹方法:"先用右手大鱼际在胃脘部按顺时针方向揉摸120次,然后下移至肚脐周围揉摸120次,再用全手掌揉摸全腹120次,最后逆向重复一遍"。揉腹可因人而异,一般来说,早晚各一次为宜,但饱食或空腹或腹部患有炎症、肿瘤等则不宜揉腹。

为消除"将军肚",在揉腹的同时,男性可做仰卧起坐,俯卧撑等体育运动。女性(下腹部肥胖者)可做抬脚运动:平躺在地上(或床上),双脚伸直,缓缓抬起(双脚腿一起,或左右腿交替进行),抬至与身体垂直,保持数秒钟,然后再缓缓放下。抬脚运动宜慢宜缓。想练腰的人,可以将双脚抬至与身体垂直后,双脚往右侧放下,再抬起来;然后,双脚往左侧放下,然后再抬起来,缓缓放回原来的位置。每次做20分钟左右,方有效果。

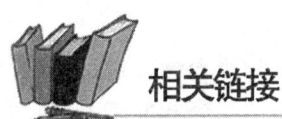

相关链接

揉腹治便秘

通过按摩刺激增加结肠蠕动,使粪便到达直肠部,刺激肠壁神经感受细胞传入大脑,产生便意。

具体做法:起床后排空小便,喝凉开水300～500毫升。站立,两脚与肩同宽,身体放松,右手掌心放在右下腹部,左手掌心放在右手背上,从下腹部按摩上提至右季肋部,推向左季肋部,再向下按摩至左下腹部即可。沿顺时针方向反复按摩30～50遍,按摩时无需压力过大,只需适度按摩即可。坚持此法,10天后可见效。坚持每天做一次,30天后可达到正常排便的效果。

提示:①按顺时针方向按摩。②不宜在过分饥饿或饱餐的情况下进行。③患有腹部急性炎症及恶性肿瘤,不宜进行。④体弱者可采用平直仰卧位进行按摩。

为减肥支招——仰卧、俯卧练习

步入中年以后的男子,身体容易发福。如果吃得多、热量消耗少,又不经常运动,极易大腹便便,长此以往带来许多毛病。所以经常做一做仰卧、俯卧练习,并最好与限制饮食相结合。如能长年坚持仰卧、俯卧练习,脂肪被肌肉所代替,隆起的腹部会变得平坦,腰部也会变细,身体变得敏捷,性机能衰退也会得到改善。

仰卧练习 仰卧,直腿稍举起,离地面几厘米,两腿慢慢分别向左右移动,稍休息;重新再举起两腿做向两侧分开的练习,稍休息;重复做这两个练习,但腿要举得稍高一些,并增加大腿的动作幅度。然后仍从这个姿势开始,两腿尽可能举得高一些,尽可能举过头,使脚在头的左侧或右侧触地。将腿举至不同的角度,在不同的平面上以不同的幅度运动,即加强腹压肌的练习。

俯卧练习 俯卧,做两个练习:俯卧推起(逐渐增加重复的次数)和俯卧上体抬起的练习(臀部和腿部不动,尽可能把头和肩向上抬起)。上体抬起时手尽量不要帮忙。一日至少两次,在一天内多次重复做。如果坚持每天练习30分钟左右,做上1个月,你就会对身体所发生的变化而感到欣喜。

为减肥支招——水中健身

在齐腰深的水中,收抬腿,转腰并加上手臂的动作,利用水的阻力可以明显减去腰腹部多余的赘肉,达到减肥的目的。水中健身控制在1个小时以内为宜。

人在水中活动的受阻感是空气中的800多倍,在水中跳操与在陆上相比,至少要多用6倍以上的力量,在水中运动20分钟所消耗的热量,相当于同样强度在陆地运动一个小时。

水中运动能够提高血液循环功能,有利新陈代谢。通过水流、波浪的摩擦和拍打,这些特殊的按摩作用,可避免并延缓肌肤的松弛和老化,使肌肤光洁、富有弹性。水的柔软质感可以使身心得到平衡,从而缓解由工作压力所造成的紧张。

注意事项 ①锻炼前检查身体,个人的体质是否适合于在水中运动。②了解水的深度,并做适当选择。③水中运动不可勉强,时间不可过长,在30~40分钟为最佳。练习的频率每周2~3次即可。④孕妇、发烧或体温过低者及有运动损伤,如崴脚、拉伤者不宜参加水中锻炼。

为减肥支招——简单易行的减肥健美操

腹部减肥健美法 中年女士,腹部脂肪开始增多,可以在睡前仰卧床上,双脚并齐,脚尖朝上,将双脚同时举到头部或接近头部,然后缓缓放置离床面一厘米处,每日可连续做10次。

腰部减肥健美法 面朝上躺在床上,双膝弯曲成直角,以双脚为支点,以双手为重心支撑在床上,将身体慢慢抬高再放下,连续10次。

臀部减肥健美法 双手扶椅子靠背,一腿向后抬起离地约25度或更高些,然后用力向后踢,左右两脚轮流各做10次。

大腿减肥健美法 做蹲起运动,双手背在后面一站一蹲,每日50次。

小腿减肥法 每日可做些跳绳运动,或提起脚跟静止5秒钟后放下,左右轮流提起,每腿要达到60次。坚持2～3个月见成效。

为减肥支招——步行高楼能健身

每天步态均匀、沉稳而有节律地上下楼梯,有利健康。它可增强腰背肌肉的力量和下肢肌肉韧带活动能力,并能保持关节的灵活性,日久,双腿就能变得强健有力。上下楼梯,心肺活动加强,血液循环加快,使全身各部肌肉骨骼的血液供应都得到改善,有利体内物质代谢。据悉,一个40千克体重的人上10分钟的楼梯要消耗热量20卡,下楼梯消耗的热量为上楼梯的1/3。同时间内,上楼消耗的热量比散步多4倍;比跑步多30%,对防治肥胖大有裨益。有人测定:一个体形较胖的妇女,住在3层楼上,每天坚持上下楼5～6次,一年能使体重减轻3千克。如果能经常上下楼,能增强冠状动脉的血流量,可以预防冠心病的发生,也能使身材变得苗条。

怎样爬楼梯 爬楼梯的运动方式一般有四种:步行蹬楼梯、慢跑蹬楼梯、快跑蹬楼梯和跳跃式蹬楼梯。不论采取哪一种方式,要达到锻炼的目的,必须保持在30分钟以上的时间。

爬楼梯注意的问题:①做好准备活动。爬楼梯前应该先在楼梯前慢跑热身,待身体感到微微发热时,把人体四肢活动一下,待"热身",方可行动。②勘察楼梯的"障碍"情况,对于楼梯的拐弯处,心里要有数,以防出现刮伤和摔伤。③穿的鞋子应该以轻便的胶鞋和布鞋为主,不宜穿拖鞋、皮鞋或高跟鞋。④采取渐进式,可以一两层一两层慢慢增加,逐渐适应,且依各人的耐力而定。

爬楼梯并非人人可行 爬楼梯主要靠腿,而下肢关节中又以膝关节最容易受伤。正常成年人在站立的时候,膝关节所承受的重量约为体重的1/2,而在爬楼梯时,则需承担体重的3～4倍,如果一个60千克的男性在爬楼梯时,膝关节就承受了将近240千克的重量。人体的骨骼肌肉在20岁以后会呈现退化现象,如果平时没有做一些伸展拉筋的动作,而又长时间剧烈地使用膝关节,这将是一种伤害。对于女性而言,爬楼梯更要量力而行,由于女性的骨盆较宽大,大小腿结合处的角度较大,随着年龄的增长,易造成结合处的磨损导致发炎,并且在持续的摩擦下也很容易退化,这也就是为何女性易患关节炎的原因。

有心脏方面疾患或是气喘的患者不宜爬楼梯;对于体重过重、提重物、孕妇或是本身就有退化性关节炎的患者,避免爬楼梯;穿高跟鞋不宜爬楼梯。

美食有方 瘦身有道——减肥的饮食疗法

平时营养摄入太多,热量消耗过少,"进出口"没有平衡,致使过多的营养物质堆积在腹部,使它"异军突起"、大腹便便。若要腹部变得"平坦",关键是改变饮食结构,把握"少荤多素,尽量少吃"的原则。最好每周停食一餐。停食时为了不使肠胃受"委屈",可少量吃点水果。

1. 自制减肥粥

①荷叶粥:鲜荷叶一张,大米100克,冰糖少许。制法与食法:将荷叶洗净切成3厘米的方块,入锅加水适量,用大火烧沸,再用文火煎煮10～15分钟,去渣留汁,再将大米洗净入锅,加入冰糖和适量水,熬煮成粥即成。本品可作主食,每日1次,宜常食。用于

体质肥胖者。②什锦乌龙粥：生薏仁 30 克，冬瓜籽仁 100 克，红小豆 20 克。上述原料淘洗干净，均放入锅内，加水煮至豆熟，放入用粗纱布包好的干荷叶、乌龙茶，再熬 8 分钟，取出纱布包即可食用。功效：健脾减肥。③冬瓜粥：新鲜去皮冬瓜 80～100 克，切成小块，糯米 100 克。同糯米一起置于砂锅内，一并煮成粥即可。或先用冬瓜籽仁煎水去渣，再将糯米放入煮粥，每日早晚食两次，常服有效。功效：利尿消肿，清热止渴。④参苓粥：人参 3～5 克，白茯苓 15～20 克，生姜 3～5 克，大米 100 克。制法与食法：先将人参切薄片，茯苓、生姜捣碎，浸泡半小时，煎取药汁两次，药汁合并，与大米同煮成粥。早晚各服 1 次。效用：益气健脾胃，利于大便不实的虚肿者。⑤豌豆泥：鲜老豌豆 100 克，姜、葱、盐、菜油适量。制法与食法：豌豆淘净，入沸水锅煮烂捞起，菜油入锅烧至六成熟时，下姜炒出香味，放入盐、将豌豆反复翻炒，加入葱花拌匀，起锅即成。每日 1 次，宜常食。功效：将和中、下气、利水。⑥燕麦片粥：燕麦片 50 克。将燕麦片放入锅内，加清水待水开时，搅拌、煮至熟软。或以牛奶 250 毫升与燕麦片煮粥即可。每日一次，早餐服用。具有降脂、减肥作用。

2. 减肥瘦身茶

"茶为万病之药"。"神农尝百草，日遇七十二毒，得茶而解之"。魏、晋、南北朝以前，茶叶一直被当做药用。唐代之后，饮茶风气遍及全国，成为百姓的日常生活。茶有生津止渴、利尿止泻、清热解毒、消食减肥等功能。绿茶对老鼠的降胆固醇作用优于常用的降脂药，可使胆固醇水平降低约 25%。绿茶可明显降低血清及肝脏胆固醇水平，同时还能使动脉粥样硬化指数下降，降低心脏病的发病危险。下面介绍的减肥瘦身茶验方，各人根据自己具体情况选用。

①普洱茶：普洱茶 6 克，置茶杯中，用沸水冲泡 10 分钟后饮

用,每日1~3次,有健脾消食、去腻降脂功效。②苦丁茶:苦丁茶少许,置茶杯中,用沸水冲泡10分钟后饮用,每日1~2次,清凉降压、降脂减肥功效。③决明子茶:取决明子20克以沸水冲泡饮用,每日一剂。有降脂减肥功效。④菊花茶:银花、菊花、山楂各10克煎汤取汁代茶。每天一剂,有化痰消脂、清凉降压功效。⑤客家擂茶:绿茶粉、薏苡仁各适量。将绿茶粉放到碗里,加一些炒熟的薏苡仁粉(糙米粉、黄豆均可),加上奶油搅拌均匀,用热开水冲泡即可饮用。功效:肤质透嫩,利尿消脂。⑥窈窕绿茶:绿茶粉6克、山楂15克。加三碗水煮沸6分钟,三餐后饮用,加开水冲泡还可续饮,每日两次。⑦荷叶清茶:绿茶2克、荷叶9克。做法:以沸水冲泡,可当饮料喝。功效:对口干舌燥、容易长青春痘、脸部皮肤松弛、肥胖症有疗效。

3. 食醋减肥

据研究,肥胖者每日饮用15~20毫升食醋,在1个月内减轻体重3公斤左右。

4. 减肥蔬菜

①清炒冬瓜:冬瓜含水分高,含热量很低,有利尿功能,故在"清理"肚腹和在防止人体发胖、增进形体健美方面有作用。夏季经常吃些清炒冬瓜,对于体重偏高的人是有益的。②生吃苦瓜:苦瓜含有维生素B、C、钙、铁等,含有的清脂素能阻止脂肪吸收,有降血糖作用,对糖尿病有一定疗效。想瘦身的朋友可以尝试每天生吃点苦瓜。③油炒黄瓜:黄瓜能够抑制体内的糖类物质转化成脂肪,可有效地减少体内脂肪堆积。④素炒绿豆芽:绿豆芽含有植物蛋白和多种维生素,或凉拌或烹炒。常食用可消腻、利尿、降脂。⑤韭菜炒鸡蛋:可将韭菜、鸡蛋、胡萝卜一起炒。韭菜除了富含钙、磷、铁、蛋白质和维生素等多种营养物质外,还含有大量纤维,能增强胃肠的蠕动能力,加速排出肠道中过剩的营养及多余的脂肪。

⑥油炒白萝卜:可与红尖椒、绿尖椒一起炒食(或清炖)。白萝卜有消腻、去脂、化痰等功效。含有胆碱物质,能降低血脂血压,可减少脂肪的皮下聚积。

中年人节食能长寿

科学家通过对猴子限食的试验证明,节食能长寿。让100只猴子随意吃饱,另外100只猴子只吃七八分饱,定量供应。结果,随意吃饱的100只猴子过一段时间死了50只,另外只吃七八分饱的猴子长得既苗条又健康,还很少生病。

少吃点为什么能长寿？一是减轻肠胃负担。人体过多摄取蛋白质和脂肪,使消化系统负担过重,易使人患肠道疾病,使人衰老。二是饱食促使脑动脉硬化。饱食后,大脑中有一种叫"纤维芽细胞"生长因子会比不饱食时增长数万倍,使脑细胞血氧供应不足,最终出现痴呆而缩短寿命。三是饱食导致细胞损伤,引发疾病。人们呼吸时吸收的氧,有2％被氧化酶催化形成活性氧(自由基),活性氧是对人体有害的物质。而人体摄入的食量越大,产生的活性氧就越多,人老化的程度也就越快。而少吃点可以减少活性氧的产生,从而延缓衰老。

在我国古代便有节食能长寿的论述。为了长寿,古人还创造了"辟谷养生"的学说,"辟谷"即节食。现在的生活水平远比古人高多了,不但有细米白面吃,还有大鱼大肉吃,尤其是一些"头儿",今天参观检查,明日迎来送往,餐餐山珍,顿顿海味,吃得大腹便便,殊不知美酒佳肴的后面便是疾病、短寿。劝你适度吃喝,经常运动。

胖人适合吃哪些肉

一般来讲,肥胖的人食欲都较好,也喜欢吃肉食。因此,在吃饭时,胖人既想吃肉又怕吃肉,内心矛盾。其实,胖人也可以适当吃些肉,但不可过量过多。下面几种肉比较适合胖人吃。

鱼肉:一般畜肉的脂肪多为饱和脂肪酸,而鱼的脂肪却含有多种不饱和脂肪酸,具有降低胆固醇作用。胖人吃鱼肉较好,还能防止动脉硬化的发生。

鸡肉:鸡肉富含蛋白质,而脂肪含量比其他畜肉低。

猪瘦肉:猪瘦肉含蛋白质较高,每百克可达 29 克。每百克猪瘦肉的脂肪含量为 6 克,但经过煮炖后,其脂肪含量还会降低。

兔肉:兔肉含蛋白质较多。每百克兔肉中含蛋白质 21.5 克,含脂肪少,每百克仅 0.4 克。兔肉中还含有卵磷脂,含胆固醇较少。

牛肉:牛肉的营养价值仅次于兔肉。每百克牛肉含蛋白质 20 克以上,牛肉蛋白质含的必需氨基酸较多,含脂肪和胆固醇较低。牛肉适合有肥胖、高血压、血管硬化和糖尿病的人适量食用。

减肥瘦身中的一些误区

饭吃多了会发胖,要想减肥就要少吃饭。实际上,发胖的主要原因是糖和油,也就是说,脂肪在体内堆积过多。为了减肥而节食,结果越减肥精神越差,到最后赘肉没减掉,倒把工作的活力给减掉了。人体从粮食中摄入的主要是淀粉,适量的淀粉并不会使人发胖,而是在经肠道消化慢慢分解为糖,而糖是大脑活动的能量来源。大脑每天需要消耗100～150克的糖,来自于400～500克的粮食摄入,大脑高强度劳动时甚至需要600克。当血糖下降时,脑的能量供应不足,人就会感到疲倦,不能集中精力工作。所以,减肥节食不可取。富含蛋白质的食物,尤其是鱼,是重要的健脑食品,可以有效抗疲劳。五谷杂粮以及豆制品、奶制品、新鲜蔬菜水果,富含这些营养素的食物有利于身体健康。

不敢摄取脂肪。玉米油和橄榄油,具有降低低密度脂蛋白的作用,是减肥理想食用油。脂肪类食品耐消化,抗饿,食后可减少对食物以及零食的摄取,对减肥有作用,不仅不影响体型,而且对健美有益。

早上饿着,不吃早餐。如果不吃早饭,那么整个上午活动所消耗的能量完全要靠前一天晚餐提供,到了中午就会出现头晕、饥饿等现象。中餐势必吃得更多,反而使多余的热量以脂肪的形式贮存于体内,使身体发胖。长期下去容易引起胆结石、急性胃炎、急性胰腺炎等病发作。另外,晚餐不宜摄入大量油腻食物,多余的热量沉积在体内,不仅使身体趋于肥胖,还容易造成诸多毛病。

要减肥就不能喝水,喝水多了发胖。饮水不足可能会引起人体新陈代谢功能的紊乱,致使能量吸收多,释放少。对减肥者来说,饮水不足不仅达不到减肥目的,还会对健康造成损害。

急于求成,强制性健身。有的人体育运动不足30分钟,且三天打鱼,两天晒网,其结果是减肥收效甚微。肥胖是摄入热量太多,消耗太少。只有运动持续时间超过40分钟,人体内的脂肪才能充分的代谢、消耗掉。还有的人强制性健身,出现了在健身过程中遭受损伤的现象。疲于奔命去健身不可取。在一天的紧张工作之后,连路都不想走了,还要坚持拿上健身卡去健身房健身,只会有害无益。从事久坐职业者往往是患肥胖症的高危人群,解决问题的办法就是通过各种手段尽量多活动。这些活动不一定非得去健身房练个大汗淋漓,可以趁午休时间去外面散散步等类似小事来达到锻炼的目的。

依赖减肥药物。一味依赖减肥药物,最终的结果往往是"赔了夫人又折兵"。减肥如以泻为主,会引起人体水电解质紊乱,诱发心脏病。如果仅以脱水为手段,除了体重会反弹外,还会造成营养中断,带来虚脱、低血糖等后果。在医药市场上流行的减肥品,含有三种有副作用的化学物质。一是速尿药,通过大量排尿迅速降低体重;但是副作用明显:口干、心律不齐、疲乏无力、恶心呕吐等。二是麻黄素。通过刺激中枢神经,加速新陈代谢,但它会损害人体器官,导致焦虑失眠,心动过速。三是芬氟拉明,服用后不吃不喝也不觉得饿,从而达到体重下降的目的;但是芬氟拉明是危及心脏的兴奋剂,产生腹泻、头晕等不良反应。对于那些成分不明、疗效安全未经权威医院临床验证的减肥品,不要购买。少食肉类、油类、糖类,并控制饮食数量,同时加强运动量,以消耗多余热能,这样才能达到减肥的效果。

男性减肥药影响性功能。不当减肥可抑制勃起功能,出现阳痿。常用减肥药物几乎都含有芬氟拉明,而芬氟拉明除了产生腹泻、头晕等不良反应外,还有抑制勃起功能的不良反应。过度减肥者的性欲低下,对自己的性感受和性行为感到内疚和自责,容易出现心理冲突;尤其是伴侣未做出热情回报,自信心将备受打击。

第八章

"三高"及心脑血管疾病的自然疗法

什么是"三高"

"三高"是指高血压、高血脂和高血糖。

高血压是指人的血压(收缩压/舒张压)高于一定的指标。高压若高于135毫米汞柱,低压若高于85毫米汞柱,则为高血压患者。血压高于正常往往导致头疼、眩晕等症状。高血压继发为心脑血管疾病的概率往往很高,因此也是严重威胁人类健康的疾病之一。目前高血压的发病原因不明,但同遗传、饮酒、吸烟、工作压力,不良的生活方式等原因相关。

高血脂即血脂高,是甘油三酯过高的俗称,现代医学称为血脂异常。其中的高密度脂蛋白胆固醇这一指标是高一些较好,低反而不好,因此,笼统说血脂高是不科学的。高脂血症本身多无明显的症状,不做血脂化验很难被发现,但它却是形成脂肪肝、肥胖症,促进周身小动脉硬化的潜在危险因素。高脂血症伴随而来的就是高血压病、心脑血管病、糖尿病等难以治疗的疾病,彼此之间又互为因果,加速病症的发展。

高血脂糖对身体的损害是一个缓慢的、逐渐加重的隐匿过程,称之为"隐性杀手"。高血糖的原因一般是由于摄入过多的热量和脂肪,运动量减少,另外吸烟饮酒也是诱发的原因,可以通过积极干预而获得良好的治愈。因此,鼓励通过改变不良生活习惯达到自我恢复。控制体重,饮食清淡,减少盐、脂肪和糖的摄入,戒除烟酒,学会应付身心压力,保持良好的心态,坚持体育运动,对高脂血症有治疗效果。

改一改"口重"的毛病

抽样调查发现,北方高血压的患病率明显高于南方,这与北方人"口重"有密切的关系。吃盐、吃酱油多,这是北方人尤其是北京人多年来的饮食习惯,北京人平均每日吃盐和酱油为40克,全国为每日26.5克,这是导致北京高血压发病率居全国之首的主要原因。在大城市中,北京的高血压患病率居首位,是广州的4.4倍。所以,北京人要改变"口重"的习惯。世界卫生组织指出,钠盐的摄入量要限制在每天10克以下。钠的主要来源是食盐和酱油,海产品、咸菜、熟肉、肉肠等食物中也含有一定数量的钠。北方人爱吃油炸食品,什么炸油饼、炸麻团、炸焦圈、炸糕、炸羊肉串……经检测证明,粮薯类食品烹炸后,会吸附大量的油脂,使热量和脂肪含量过高。如吃100克炸土豆片,可摄入617千卡热量,49.2克脂肪,相当于一天应当进食热量的25%和脂肪摄入量的70%,再吃上三顿饭,晚饭后又不运动,那热量和脂肪肯定"超标",长此下去就会造成脂肪堆积,热量过剩,形成肥胖症。

现在北方城市的大小胖子随处可见,究其原因,就是膳食中热量摄入过多所致。热量多于消耗就会形成肥胖,而肥胖又是高血压、心脑血管病、糖尿病及部分恶性肿瘤的重要原因。肥胖者要把握自己一天的膳食的总热量,不要"超标"。

近些年北方人的膳食中,还有一个问题是:粗粮、薯类、豆类摄入量不足,随着生活水平的提高,人们对它们越来越"不屑一顾"。仅豆类及豆制品就由 20 世纪 60 年代的每人每天平均摄入 79.4 克下降到 1992 年的 12 克,以至豆类蛋白质仅占全日蛋白质总量的 3%,与应达到的标准(10%～15%)相距甚远。

膳食中单一营养素过剩的问题引起了一系列营养过剩性障碍症。如膳食中总热量过高,脂类过多,糖、盐吃得过量等,可导致肥胖、高血压、心脑血管病、糖尿病等等,这些疾病又是导致死亡的主要原因。

控制血压防中风

高血压的危害

有人说:"血压高一点算啥,死不了人!"的确,一般在死亡诊断书上,人们往往只看到"心力衰竭"、"心肌梗死"、"肾功能衰竭"、"脑中风"等死因,而很少看到"高血压"的字样,以至于人们只怕"中风"、"心肌梗死",而不怕高血压。殊不知,以上这些索命的死因,元凶正是高血压——高血压的并发症。

高血压患者容易发生中风的原因是:高血压可以引起全身细小动脉的痉挛,长时间地痉挛会导致动脉壁变硬,失去弹性,在血流的冲击下,向外膨出,而形成小动脉瘤。此外高血压患者常常合并糖尿病、高血脂、高血黏度,这些因素加速了脑血管的动脉粥样硬化过程,进一步破坏了血管的结构和功能。在血压上升时,脑部血液灌注过多,而导致血管破裂,发生脑出血;在血压降低时血流速度缓慢,容易引起脑血栓、脑梗死。因此,积极控制高血压,实现24小时平稳降压是关键。

高血压患者应在医生指导下合理选择降压药物,坚持长期服用。经临床研究证实,良好地控制高血压可以降低脑中风率50%以上。

高血压控制在什么水平最合适

研究结果证实,将血压显著降低到140/90毫米汞柱以下是有益的。舒张压低于83毫米汞柱时,心脑血管病的危险可以降低到最小。尤其值得重视的是,治疗后舒张压低于80毫米汞柱的患者中,心肌梗死的发生率显著减少,在合并糖尿病的患者中更显示心脑血管病发生又进一步减少。

HOT研究结果还发现,在降压治疗有效控制血压的基础上,同时服用小剂量阿司匹林抗血小板聚集性治疗,可以进一步使心肌梗死发生率降低36%。而人们所疑虑抗血小板治疗后并发的脑出血发生率并不增加。HOT研究结果同时显示了长期抗高血压治疗过程中不良反应发生率明显逐步下降,患者的健康状况有所提高。

中风的早期报警信号

中风(即脑血管意外)在冬季发病最高,多发于中老年人,而80%以上发生在1月份,故又称之为"中老年人1月份的流行病"。1月份天气转寒,气温变化剧烈,人体受冷后,导致交感神经兴奋,全身毛细血管收缩,致使脑部负荷加重,引起血压升高。同时导致血液黏稠,易促使血栓形成。再加之中老年人抵抗力弱,易导致中风。

常见的报警信号有:①一过性黑蒙。突然出现耳鸣、眩晕或头痛,突然出现眼前发黑,看不见东西,数秒钟或数分钟即恢复,还伴有恶心、呕吐、头晕、意识障碍。视网膜有短暂性缺血。发生一过性黑蒙,被视为脑血栓病的最早报警信号。②短暂性视力不清或失明,视物模糊或视野缺损,多在1小时内自行恢复。③突然舌根发硬或失语;肢体麻木、活动不便;出现一侧肌体(即同侧手足)麻木或沉重。④无原因的嗜睡,哈欠连天。常因血内二氧化碳含量增加,刺激呼吸中枢引起。脑缺氧,特别是呼吸中枢缺氧时,也会引起哈欠反射。当脑动脉硬化逐渐加重,管腔越来越窄,脑缺血缺氧加重,特别在缺血性中风发作前5～10天内,频频打哈欠者可达80%左右。所以,不要忽略了这一重要的报警信号。

中风的预防

1. 凡出现以上征兆者,应及早检查,包括CT、心电图、眼底检查等。诊断明确后,及时治疗,可避免中风的发生。

2. 保证充足睡眠,重视防寒保暖,适当锻炼身体。

3. 忌情绪激动,忌紧张焦虑。情绪变化会引起痉挛、小动脉持续收缩、血压增高,引起脑出血。由于情绪波动超过了限度而导致脑出血而死亡的事例并不鲜见。

4. 忌用力过猛、运动量过大和工作疲劳。下蹲时突然改变体位等等,都会引起心脏收缩力加强,使血压发生波动而诱发中风。放慢生活节奏,舒缓人体动作,凡事"悠着点儿",可避免意外情况的发生。

5. 忌长时间听节奏快而强烈的音乐。节奏强烈音乐(包括噪声)使耳内末梢神经紧张,引起血压骤然增高,发生脑血管意外。

6. 忌穿硬领衣,忌领扣扣得太紧。长时间压迫颈动脉,造成脑血管供血不足和缺氧,也易发生意外。

7. 忌趴在床上看书,长久看电视。趴着压迫腹部,不便于深呼吸。会引起缺氧,血管压力增高,易造成脑血管破裂。

8. 按时服用治高血压药,定期查血压。最好家庭备有血压计,学会量血压,每天检查一次,严重时可复查数次,掌握病情。

9. 忌烟酒,忌贪杯暴饮。过量饮酒特别是饮烈性酒会使血压升高,另外中老年人的肝功能解毒能力较差,也易引起肝硬化及心肌疾患,故不可贪杯暴饮。

10. 忌大便秘结。如大便秘结,在解大便时要憋气使劲,这样血压就急剧升高,松劲时血压又急剧下降。特别是蹲姿解大便容易出现这种情况,以致在解大便时引起脑溢血和心肌梗死,故应保持大便畅通。

高血压危象急救方法

高血压危象是一种极其危急的症候,在不良诱因影响下,血压骤然升到200/120毫米汞柱以上,出现心、脑、肾的急性损害危急症候。感到突然头痛、头晕、视物不清或失明;恶心、呕吐、心慌、气短、面色苍白或潮红;两手抖动、烦躁不安;严重的可出现暂时性瘫痪、失语、心绞痛、尿混浊;更严重的则抽搐、昏迷。

急救方法 让病人安静休息,取半卧位,头部抬高,尽量避光。病人若神志清醒,可立即服用双氢克尿噻2片、安定2片;或复方降压片2片,并尽快送病人到医院救治。在去医院的路上,行车尽量平稳,以免因过度颠簸而造成脑溢血。头痛严重可针刺百会穴(两耳尖连线在头顶正中点)使之出血,以缓解头痛。如果发生抽搐,可手掐合谷、人中穴。注意保持昏迷者呼吸道通畅,让其侧卧,将下颌拉前,以利呼吸。

高血压患者保健八要则

1. 生活有规律。早睡早起,尽量不熬夜,这有利于血压稳定。定时吃饭、戒烟戒酒。避免过于劳累,体力劳动后应注意充分休息,脑力劳动后应注意精神松弛。

2. 适当运动。坚持运动可控制和预防高血压。研究证明,体力活动少的人,发生高血压的危险为体力活动多的人的1.5倍。在血压控制正常范围以后,可以适当运动,但不适合高强度运动,尤其是血压控制不良的情况下更应注意,以免诱发心脑肾等急性并发症。活动定时,活动方式及活动量也要相对固定。应掌握运动前的血压,控制运动强度及时间。

3. 睡眠充足。保持充足的睡眠,有利于高血压的恢复。

4. 养成良好的饮食习惯。三餐有节制,低盐低脂饮食,以素食为主。常吃蔬菜、粗粮、红薯等富含膳食纤维的食物,可使肠道生态菌群保持正常。大便通畅,机体代谢平衡,对预防高血压、高脂血症等有积极的意义。通过体育运动和对饮食的节制,控制好体重。超重是发生高血压病的一个重要的因素。

5. 按时服药。接受正规综合治疗。不光要控制血压,还要减少诱发和加重高血压的各类因素发生,如:血脂高要降血脂,血糖高要降血糖。并按医嘱服药,做到按时、有规律、长期坚持。

6. 定期检测血压,随时观察血压动态变化。家庭中有高血压病史,有糖尿病病史患者,更应注意做好预防工作。

7. 稳定情绪。遇事以平常心对待,避免情绪的波动。

8. 科学选择保健品。中老年人的身体各部件松动老化,需要适度补充一些高品质的保健品。

高血压的自我推拿疗法

洗脸　搓热双手,从额部经颞部沿耳前抹至下颌,反复20～30次。然后再用双手从印堂穴沿眉弓分别抹至双侧太阳穴,反复多次,逐渐上移至发际。手法轻松柔和,印堂穴稍加压力以局部产生温热感为度。可降低血压,增进面部光泽。

攒竹穴　用双手拇指端分别按揉双侧攒竹穴约100次,用力要均匀。此法可减轻头痛、头晕等症状。

抹颈肌　头偏向一侧,用双手四指从耳后隆起处沿胸锁乳突肌向下推抹至胸廓上口处,双手交替进行,反复多次。

几种有利于降血压的食物

山楂　山楂的花、叶、果都含有降压成分,可降低血管运动中枢兴奋性,从而使血压降低。用其煎水代茶饮,有明显降压效果。还可增进食欲,改善消化功能。

芹菜　芹菜清热利湿,平肝凉血。芹菜中含芫荽苷、甘露醇等物质,可降低血压及血清胆固醇,有一定镇静和保护血管的作用。

香菇　香菇有补气、活血、益胃的功效。香菇中含有一种氨基酸,具有降低血脂及胆固醇、加速血液循环、降血压的作用。

胡萝卜　胡萝卜含槲皮素、山茶酚,可增加冠状动脉血流量,降低血压、血脂,促进肾上腺素合成。

陈醋泡蒜、花生米　花生仁100克,大蒜3头,醋250克,两物用醋浸泡一周后,每晚餐食蒜瓣1～2枚,饭后1小时食花生仁6～

7粒。

调理高血压的汤水

山楂降脂汤 生山楂15~20克,水煎两次,分两次服,每日一剂,连服3~6星期,降低血脂。胃酸过多者等胃病者忌用。

山楂银花汤 取山楂30克,金银花6克,白糖20克。先将山楂、金银花放在勺内,用文火炒热,加入白糖,改用小火炒成糖饯,用开水冲泡,日服一剂。

冬瓜汤 冬瓜肉连皮,每次30~60克,煎汤当茶饮服,连服1~3个月。

木耳汤 黑木耳10克,白木耳10克,红枣10枚。将双耳用水发开后洗净,加少量水与红枣一起下锅蒸熟,连汤食用,隔日一次,经常服用。

木耳海带汤 取海带、黑木耳各15克,瘦猪肉60克,味精、精盐、淀粉适量。海带、木耳切丝,猪肉切成丝或薄片,用淀粉拌好,与海带丝、木耳丝同入锅,煮沸,加入味精和淀粉,搅匀即成。

紫菜黄瓜汤 取紫菜适量,黄瓜100克,精盐、味精、酱油、香油适量。紫菜水发后切段入锅,放水烧沸后再放入精盐、酱油、生姜末、黄瓜片,烧沸,最后加入味精和香油即可食用。

蘑菇汤 鲜蘑菇或香菇30克(干品减半)。煮汤喝。每天1次,可常服。

海参汤 海参与冰糖各适量,同煮汤。每天早晨空腹饮用,可常服。

芹菜红枣汤 芹菜300~400克,红枣3~5个。加水适量或开水冲泡,代茶饮用。或鲜芹菜300克,用沸水烫2分钟,切碎,搅汁,开水冲服。每天1次,连服7天为一疗程。

荷叶粥 荷叶两张,粳米50克。荷叶煎汤,用汤煮粳米成粥,每日食一次。也可烘干研末,每次服6克,一日2次,连续3～6周。

葡萄芹菜汁 葡萄、芹菜榨汁,各15毫升,每次30毫升。混合服用,每日早或晚服一次。

西红柿汁 新鲜西红柿100克洗净榨汁,取15毫升。葛根15克,水煎取浓汁,二汁对匀,温服,每次30毫升。

治疗高血压的茶叶疗法

喝绿茶能保持血管弹性,消除脉管痉挛,具有防止血管破裂的功能。此外,茶叶中的咖啡碱和儿茶素能使血管壁松弛,通过血管舒张而使血压降压。防治高血压的药茶方颇多,介绍几例:

菊花茶 菊花10克,绿茶3克。功效:平肝息风,利尿降压。用法:沸水冲泡代茶饮,每日一剂。应用:适用于高血压,肝阳上亢之头痛。来源:开封市桑凡先生的验方。

枸杞茶 枸杞子6克,红茶3克。用法:将红茶与枸杞子一起入杯,沸水冲泡饮用。功效:养肝补血,清热明目,延缓衰老。应用:适用于肝阴不足,肝血亏损导致的头晕眼花、眼目干糊、目赤生火、高血压、高血脂等。来源:《饮馔服食笺》。

芝麻养血茶 黑芝麻6克,茶叶3克。用法:先将黑芝麻炒香后碾碎,再与茶叶混合后沸水冲泡饮用。功效:滋阴肝肾,养血润肠。应用:适用于肝肾阴血亏损所致须发早白、腰膝酸软及高血脂等。来源:《醒园录》。

香蕉茶 香蕉(切末)100克,茶叶10克,蜂蜜适量。用法:每日 2 次,每次将 50 克香蕉末,5 克茶叶放入杯中,沸水冲泡加盖闷 5 分钟,调入蜂蜜即可。功效:降脂、降压、润燥。应用:适用于高血压、冠心病及动脉硬化症。来源:《天然民间疗法》。

菊花三宝茶 菊花、罗汉果、普洱茶各 6 克。用法:每日一剂,沸水冲泡,当茶饮用。功效:平肝止痛,降压降脂。应用:适用于肝阳上亢之头痛、头晕,预防高血压、高血脂等症。

葫芦茶 陈葫芦壳 15 克,茶叶 3 克,共捣成粗末,开水泡茶饮服,连服 3～6 个月。

花山子蓝茶 菊花 3 克,生山楂片 15 克,绞股蓝 10 克,决明子 15 克,放入杯中,以沸水冲泡,每日一次,代茶饮。

自制降压茶

以荷叶、菊花、玉米须等,泡水代茶饮用,长期坚持可降血压。

菊花泡茶(甘菊、小白菊、小黄菊尤佳),每次用 3 克左右泡茶饮用,每日 3 次。有平肝明目、醒脑降压之效。

鲜荷叶半张,洗净切碎,加适量的水,煮沸放凉后代茶饮用。

玉米须 25～30 克泡茶,每天数次饮用。玉米须不仅具有降血压功效,而且也具有止泻、止血、利尿和养胃之疗效。

金秋时节,如有条件,可采集荷叶、玉米须、菊花(野菊花最好)。洗净后鲜用或晾干备用。另外,如首乌、葛根、决明子等,分别以适量泡水代茶饮用,可降血压。在中医指导下选用茶饮。

 相关链接

高血压患者"十防歌"

一防性子急,冲动发脾气;二防苦衷积,心情受压抑;
三防事忙乱,烦恼难题多;四防狂得意,精神强刺激;
五防嗜酒肉,肥胖血管细;六防贪烟咸,血压高上天;
七防常失眠,熬夜不节欲;八防冷冻寒,易发脑卒中;
九防头猛撞,运动易适当;十防无所谓,延误病治疗。

高血脂的食物疗法

木耳炒百叶 原料:木耳、百叶、红尖椒、绿尖椒、姜。调料:盐、味精、色拉油、淀粉。做法:①木耳用温水泡发,洗净后切成大片。红、绿尖椒去籽后切成块。姜切片,待用。②用沸水将木耳和红、绿尖椒焯一下,捞起。③百叶洗净,切成大片,用沸水快速的氽一下。④锅内放少许油,加姜片炒香,下入全部原料炒2分钟,调味后,用淀粉勾薄芡,即可。应用:木耳味甘性寒,降低血脂和胆固醇。

三色冬瓜丝 原料:冬瓜、胡萝卜、绿尖椒。调料:盐、味精、色拉油、淀粉。做法:①冬瓜、胡萝卜、绿尖椒切成丝,用温油焯一下,捞起待用。②全部蔬菜再用沸水焯一下,除油腻。③锅内放少许油,下入全部原料翻炒,调味后勾芡即可。应用:冬瓜味甘淡而性

微寒,具有利水消肿的功效,常吃冬瓜可去除身体多余的脂肪。

芝麻桑葚糊 取黑芝麻60克、大米30克、桑葚60克、白糖10克。将黑芝麻、大米、桑葚分别洗净后一同捣烂成浆。瓦锅中盛水三碗,煮沸后加白糖,水再沸时,徐徐加入备用之浆,即可煮成糊状食品。分两次服食。

诊治糖尿病的四大误区

一是诊断误区。在临床中,发现大多数糖尿病患者,得病几年或十几年,只做了空腹血糖、尿糖的检查,就认为糖尿病已经确诊,开始服用降糖药,这是错误的。现代医学认为,糖尿病是一种内分泌代谢紊乱性疾病,是由于胰岛素绝对或相对不足所引起的糖、脂肪和蛋白质代谢失常。血糖、尿糖增高只是糖尿病的标,其根本在"胰岛功能低下"。所以诊断糖尿病的客观指标是胰岛素释放试验、C—肽兴奋试验,有条件的还可以检查胰岛素受体结合率。通过以上的试验可以确定糖尿病是Ⅰ型还是Ⅱ型,病情稳定与否,病情属轻度、中度还是重度,对于治疗和预后起着重要的指导作用。国内98%的患者没做系统检查,并非没有检查的条件,而是临床医生把降糖作为治疗目标,没有从根本上来确诊糖尿病。

二是治疗误区。糖尿病患者都在寻找有效的降糖药物,一听说哪种药物能够在最快的时间降低血糖就认为是好药,却不知血糖高是胰岛功能障碍,单纯以降糖治疗糖尿病,只能一时控制血糖,而不能从根本上恢复胰岛功能。降糖药物的使用只是一种治标之法,这样治疗所造成的后果就是胰岛功能进一步被破坏,最终导致降糖药对患者失去效力。

三是饮食误区。糖尿病病人全身各脏腑器官都处于营养缺乏状态,主要原因是营养物质吸收差,加上人为控制饮食,导致人体本已不足的营养更加缺乏,这样一来不但糖尿病本身不可能好转,就连其他内脏如心、肝、肾等重要器官也会因营养不足而产生病变。

四是运动误区。糖尿病患者要科学合理地适量运动,不宜过度劳累。

糖尿病的食物疗法

糖尿病分为Ⅰ型和Ⅱ型两类。绝大部分糖尿病患者是Ⅱ型糖尿病,属于糖代谢紊乱,主要是由于生活习惯不良导致的疾病。在Ⅱ型糖尿病形成前,有一个称为糖耐量低减的阶段,即餐前血糖超过正常值,但低于糖尿病的判断值。在这个阶段,属于糖尿病前期,是可以逆转的阶段,通过改变不良的生活习惯,可以使血糖恢复正常。因此,在这个阶段,通过运动锻炼,改变饮食习惯等措施,可以使人体恢复正常。

五汁饮 配方:鲜苇根汁、荸荠汁、麦冬汁、梨汁、藕汁各30克。制作方法:将鲜苇根、麦冬洗净,压汁去渣。荸荠、梨、藕洗净,分别去皮,榨汁,并将各汁和匀凉饮。不甚喜凉者,可加水炖温服。应用:有清热养阴、生津润燥的作用,适用于烦渴不止、咽干多饮症等。但脾虚便溏者慎用。处方来源:《温病条辨》。

瓜蒌根饮 配方:天花粉、麦冬、芦根、白茅根各30克,生姜6克。制作方法:将上药5味同入砂锅,加水煎汤取汁,去渣,代茶饮。应用:清热生津,润燥止渴,适用于口渴多饮、消渴多尿等。处方来源:《千金方》。

竹茹饮 配方:竹茹30克,乌梅6克,甘草3克。制作方法:将乌梅打碎,与竹茹、甘草同煎汤取汁为饮。应用:主治胃热呕逆、暑热烦渴等。处方来源:《圣济总录》。

苦瓜茶叶饮 配方:鲜苦瓜1个,茶叶30克。制作方法:将大苦瓜洗净截断去瓤,装入茶叶,再将苦瓜接合,用绳悬挂于通风阴凉处阴干。每次取69克,水煎或沸水冲泡代茶饮用。应用:暑病发热、消渴多饮、多食多尿等。处方来源:《福建中草药》。

维生素 B_6 防治糖尿病 平时多吃糙米、面粉、蛋、白菜、干酵母等富含维生素 B_6 的食物,对防治糖尿病有效。

鱼肉预防糖尿病 荷兰国立公共卫生研究所的专家发现,鱼肉含有较多的欧米加-3脂肪酸,可增强人体对糖的分解、利用能力,维持糖代谢的正常状态。鲱鱼、鳗鱼、墨鱼、金枪鱼等皆为预防糖尿病的佳品。

山药桂圆粥 鲜山药100克、鲜桂圆肉15克、鲜荔枝3至5个、五味子3克、白糖适量。山药切片与桂圆、荔枝、五味子同煮沸再入白糖,晨起或睡前长期服用。

南瓜 南瓜是一种低糖、低热量的食品。南瓜富含维生素 B_6 和铁,这两种营养素都能帮助身体所储存的血糖转变成葡萄糖。《本草纲目》指出:南瓜"气味甘温无毒,补中益气","横行经络,利小便"。其所含的大量果胶,能延缓肠道对糖及脂质的吸收,从而控制血糖和血脂的升高,对糖尿病、高血压有防治作用。用南瓜粉治疗糖尿病,能明显改善气阴两虚、脾气虚弱及阴阳两虚的主要症状。血糖偏高者,注意食用低热能饮食,控制体重,适量运动,长期坚持,血糖往往能恢复至正常范围。

糖尿病人"饿得慌"怎么办

◆ 少吃多餐,将每日饮食总量分配到4～5餐中,白天每3～4

小时进餐1次,睡前1~2小时少量加餐,既能避免餐后高血糖问题,又可避免"饿得慌"现象。

◆ 荤素搭配。注意控制动物脂肪摄入量但不可缺乏植物油,瘦肉和鱼虾也可适当吃一些,这样可以延缓胃排空速度,避免时常产生饥饿感。

◆ 进餐时多吃一些蔬菜,餐后还可吃点含糖量低的水果,以增加饱足感。

◆ 身边备一些如糖果、饼干和含糖饮料,一旦出现饥饿感时就吃上一两块饼干,喝上几口饮料,既可以减轻饥饿感,避免"饿得慌",又可防止诱发低血糖反应。

三降三补防中风

通过科学的饮食,可以达到三降(降血压、降血脂、降低血液黏稠度),三补(补钾、补镁、补维生素)的效果。

三降食物 ①降血脂食物如洋葱、海带、卷心菜、深海鱼油等,适当饮醋、饮茶也有益处。②高血压可以直接造成出血性中风,因此降低血压,保持血压平稳很重要。降低血压食物如芹菜、萝卜、橄榄油等。③血管里的血液黏稠度增高,容易发生堵塞,出现血栓,引发中风。降低血液黏稠度食物如黑木耳、韭菜、生菜等。

三补食物 ①钾参与心肌收缩、舒张,参与人体能量代谢。缺钾的人,心血管系统、细胞内外渗透压受到影响,因而容易发生中风。补钾食物如黄豆、黑豆、青豆、红小豆、绿豆、香蕉、马铃薯等含钾高,宜常食用。据研究,每天吃一个马铃薯,就可以使中风危险下降60%。②镁能维持脑细胞内外钙的平衡,从而保护大脑。一旦钙与镁的比例失衡,容易引发中风。补镁食物如玉米、西红柿、海带等,可以补充丰富的镁。③维生素 C 能保护血管内皮系统的完整性,防止发生血栓、出血;维生素 E 能抗氧化,保持血管弹性,防止中风发生。补充维生素食物如蔬菜、水果、玉米油等。

中风又称急性脑血管疾病。为避免中风,平时少吃些肥肉,常吃蔬菜水果、常饮淡茶。日常饮食以玉米、荞麦、牛奶、鸡蛋、鱼类、豆制品为主。戒烟限酒,适当参加运动,保持精神愉快,保证充足的睡眠。避免紧张、惊恐、大怒等应激状态发生。

心脏病的预防

心脏病发作是因为血液流动完全受阻造成的,情况严重时,可导致死亡。心脏病发作的症状,除了心脏部位剧烈疼痛外,病人还会冒汗、恶心、呕吐和气喘。严重的心脏病发作,痛楚不但延续,而且也无法缓解,一部分心脏肌肉还会因此坏死。

心绞痛一般只持续几分钟,休息后就能缓解。心绞痛发生时病人胸部的中央或左边发生绞痛,也可能感觉胸部紧迫或者不适。绞痛还会蔓延到胸部其他部位和臂、颈项。如果有以上症状出现,应该马上找医生或者到医院去,千万不要耽误。

冠状动脉发生堵塞所引起的冠状心脏病,简称冠心病。冠状动脉起源于主动脉窦,分左右两支。当脂肪沉积在冠状动脉内壁时,血管腔就会变窄。这就会导致心脏血液供应减少,最终堵塞了血液的流通。这种现象称为动脉粥样硬化。

避免心脏病突发,一般来说有以下几项措施:

彻底戒烟 吸烟是冠心病人死亡的主要原因,心脏病总死亡率 21% 是由吸烟造成的。吸烟可使心脏病的机会增加一倍以上,使死于心脏病的危险性增加 70%。

坚持适度运动 经常运动的人心脏病突发的危险性比习惯久坐者减少35%～55%。锻炼的好处是：减低血压，减慢心率，减少血凝倾向以及降低超过标准的体重等。

保持理想体重 超过标准体重20%，心脏病的危险增加一倍。过胖给心脏增加了极大的负担，如能有效地减肥，心脏病突发的危险性可降低35%～50%。

降低胆固醇 饮食控制通常能降低血胆固醇发生率的20%，这样心脏病突发的危险性可减少40%～60%。

治疗高血压 降低高血压能有效地减少中风的危险，同时也在一定程度上减少了冠心病死亡的危险。

服用阿司匹林 小剂量的阿司匹林，如每日半片能减少男人心脏病突发危险性的33%，但绝不可以把阿司匹林当做保护心脏的唯一药品。以下三种人应忌用。①支气管哮喘者。有哮喘病史者禁用阿司匹林。②胃溃疡者。阿司匹林可引起胃酸分泌增多，较大量和较长时间服用者，可引起胃出血。③长期服用有害。连续服用阿司匹林5年以上者，约15%的人发生过脑溢血。常吃黑木耳，有一定的食疗作用。

◆除了医疗因素外，心脏病的预防可以概括为十个字：戒烟、限酒、减盐、少脂、锻炼。

动脉硬化的饮食疗法

大蒜、洋葱降低血脂、防动脉硬化。大蒜50～70克，早、中、晚三餐分食完；或洋葱50克，吃法随意。

食用玉米油、葵花子油、豆油等含有亚油酸的植物油，可加速分解组织中的脂肪为二氧化碳和水，降低血液中胆固醇含量。

柿子阻止动脉硬化。柿子含有大量纤维素、矿物质和石炭酸（一种抗氧化剂）。适度吃柿子，于心脏有裨益。

每天半块豆腐，预防心血管病。每天摄取25克以上大豆蛋白，就可以降低血液中的胆固醇含量。1999年美国食品与药物管理局将大豆定为具有保健功能的食品，并发布了"大豆蛋白保健标注"认可公告。按照这个公告，在美国如果一份大豆食品中，只要含有6.25克以上的大豆蛋白，就可以标注为"心血管保健品"。

◆黄芪粥。黄芪含有蔗糖、叶酸、氨基酸、胆碱等多种成分，对提高抗病能力、改善心肺功能有良好的作用。俗话说，"常喝黄芪粥，人老无病忧"，黄芪与糯米煮粥喝，能有效预防老年人患心血管疾病。作法：先取30～60克黄芪浓煎取汁，再加粳米适量熬粥。

◆樱桃。美国密西根大学的科学家们认为吃20粒樱桃比吃阿司匹林还有效。

◆菠菜。缺乏叶酸会导致脑中的血清素减少。几乎所有的绿色蔬菜和水果都含有叶酸，但菠菜最多。

王先生这样预防心脑血管病

心肌梗死是中老年人最常见的心血管疾病，但半数以上与劳累、思想情绪波动以及生活无规律等有关。然而已过70岁的王老先生，虽然十年前就有高血压、心脏病，但由于注意保养，身体反而比过去好多了。他是这样预防心脑血管病的。

放松精神改脾气，遇到着急的事，自己就提醒自己："别着急，莫生气！你有高血压、心脏病！"自然而然气就消了，慢慢地脾气好多了。

减轻体重去负担。王先生家离单位3公里，步行上下班，每顿吃八分饱,用低热量的瓜菜填肚子,拒绝"吃请"。一年下来,体重竟降低了8千克,走起路来轻松多了。

戒烟忌酒限食盐。王先生过去一天一盒的烟量,现在一支也不抽了。过去口重,喜欢吃咸。听了老专家的话,开始吃清淡,这样反倒能多吃蔬菜,代替主食,热量减少了。

食物补充钾与钙。钾主要来自新鲜的蔬菜水果中,钙主要来自牛奶、豆制品和杂食中。王先生以前没有喝奶的习惯,刚开始喝还真有点难咽,时间长了就习惯了,现在一天500克奶不成问题。

生活规律保睡眠。为了保证足够的睡眠,王先生制定了一个作息时间表,最初有时难以入睡,但仍按时熄灯,先闭目养神,过一会也就睡着了。

睡前醒后一杯水。晚间睡前饮一杯水,有预防血管栓塞的作用。夜间醒来喝口水,免受心衰、脑血栓之苦。人体每天夜间经呼吸呼出250~350毫升水,经皮肤蒸发500毫升水,两者合计,每天夜里大约消耗300~400毫升水,会导致血液黏稠,流动缓慢。如果夜间醒来,喝一杯开水(约50毫升水),不但缓解了口干舌燥,还稀释了血液。但是,应防止一次性饮水太多,避免出现"水中毒"状况。

第九章

骨质疏松、前列腺增生的自然疗法

人到中年要防"骨头酥"
——饮食、运动、日光浴

一般来说,女性到28岁以后骨头里的钙就开始逐渐流失,35至40岁左右流失速度就会加快,到60岁人体内的钙可能就只有年轻时的一半了,骨质就会在钙质的流失过程中变得疏松——这也就是为什么老年人摔跤后容易骨折的原因。找到了骨质疏松症的原因,就要对症下"药",补足身体所缺的那部分钙质。

◆饮食——适量的吃高钙食物。高钙饮食是预防缺钙的根本措施。

牛奶和豆制品是钙质的良好来源。除此之外,含高钙的食物还有:虾皮、海带、紫菜、酥鱼、牡蛎、海藻、芝麻酱等,动物骨头汤含钙丰富,但需在烹调过程中加些醋,可促进钙的溶出,有利于钙的吸收。同时还有:蛋类、瘦肉、鱼、虾、鸡等食物。戒除不良的生活方式,戒烟、限酒。少喝咖啡,少喝汽水、可乐等高磷食物,以消除钙吸收过程中的障碍因素。

一杯牛奶最多也只能吸收200多毫克的钙,加上一日三餐饮食中的钙摄入量,依然低于中年女性每人每天1000至1200毫克的标准,所以适当地在日常饮食之外补充一些钙制营养品,也是一种补钙方法。

◆运动——适量而经常的体育运动

运动减少,可引起骨质疏松。运动可促进血液循环,增进肌肉力量,同样可促进钙质在骨骼中的沉积,提高骨骼的硬度。因此,常在空气新鲜的户外做运动,不仅可以提高自身的免疫抵抗力,更可以促进钙的吸收和骨质增长,因此,要经常参加体育锻炼。

◆日光浴——适量适度晒太阳

接受阳光照射,可促进维生素D的合成,增加钙的吸收。晒太阳要尽量使皮肤直接与阳光接触——但不可在正午阳光下暴晒,更不可久晒,以免灼伤皮肤。

建议 ①慎用钙片。现在市场上的补钙片剂品种繁多,选择钙片时不应只看广告。由于各种防止骨质疏松的钙制剂的广泛宣传,有许多患者错误地认为只要服用这些保健品就可以补钙,从而忽略了最基本最有效的方法——饮食与锻炼。②骨密度测量。中老年人每年进行一次髋关节或脊柱的骨密度测量,以便采取相应的预防和治疗措施。③加强防范措施。防摔、防绊、防碰、防颠,减少骨折的发生。

前列腺增生的预防

前列腺肥大,又称前列腺增生。50岁以上的男子发生率达20%～30%,随着年龄的增长,发病率可高达40%以上。

前列腺肥大是中老年男子体内性激素代谢紊乱的结果,严重时可引起尿潴留、泌尿系结石、慢性肾功衰(尿毒症)等。前列腺肥大后,必然会压迫尿道,造成排尿困难,引起尿潴留。若能在尿潴留之前,及时发现前列腺肥大的"早期信号",积极防治,可有效地预防尿潴留的发生。

前列腺增生症有哪些早期信号呢

排尿次数增多:排尿时间间隔短,时时有尿意。无论白天或晚上,排尿次数比往常增多,远远超过了白天的3～4次、晚上1～2次的正常情况。

排尿不畅尿不尽:当感到有尿意时,要站在厕所里好一会儿,尿意才慢慢而来,且尿流变细,排出无力,有时竟在尿道口线样滴沥而下;"人老肾气衰,屙尿排湿鞋",是前列腺肥大的表现之一。

夜间尿失禁:尿流不受控制地排出,大白天也会有这种现象发生。排尿疼痛与尿急:膀胱里尿液排不净,易引起细菌感染,感到尿痛尿急。

排尿中断:前列腺增生后,造成排尿突然中断,老年人排尿中断和出现膀胱结石是前列腺肥大的强烈"信号",有的还伴有血样尿。

前列腺增生症的自我保健

忌烟酒、戒辛辣、节制性生活、避免久坐;常饮水、常坐浴、加强锻炼等。每天早晨空腹喝下一杯温白开水,能够稀释血液,预防便秘,对尿道产生冲洗的作用,不致使残尿浓缩形成结石。

食疗法:①β-胡萝卜素及西红柿红素(熟西红柿汁)对前列腺病人具有保健作用。建议常喝西红柿鸡蛋汤。②黄芪鲤鱼汤。配料:鲜鲤鱼500克、败酱草20克、黄芪20克、车前子30克、当归20克、胡萝卜100克、香菜50克、羊肉250克,食油、盐、醋、葱、姜、蒜适量。制法:把鱼内脏去掉,将药材洗净后用纱布包好,与鱼一起炖两小时。用法:喝汤。每日1剂,2至3次。功效:补气温中,清热利尿。③南瓜子防治。南瓜子中的活性成分可消除前列腺初期的肿胀,还有预防前列腺癌的作用。每天坚持吃一把南瓜子(50克左右),可延缓前列腺肥大,并使第二期症状恢复到初期。

按摩运动法:①自我按摩肚脐及会阴穴。按摩有利于膀胱恢复,小便后稍加按摩可以促使膀胱排空,减少残余尿量。中医认为,肚脐的周围有气海、关元、中极等穴位;会阴穴为生死穴,通任脉、督脉。按摩使得会阴处血液循环加快,起到消炎、止痛和消肿的作用。按摩要点:取仰卧位,左脚伸直,左手放在神阙穴(肚脐)上,用中指、食指、无名指三指旋转,同时再用右手三指放在会阴部位,旋转按108次。完毕换手做同样动作。②提肛练习:反复收缩、上提肛门,然后放松肛门和睾丸,可以改善局部血液循环;可在大小便后,每次练习二三十次。③牵拉阴囊。临睡前(或起床时)用手指反复牵拉阴囊30次左右,可以使阴囊内膜和睾丸松弛,部分患者可在2~3周内缓解或使疼痛消失。坚持做才有效果。

前列腺炎症状治疗

从总体上讲,急性前列腺炎要比慢性的治疗容易一些。急性者:高热寒战、恶心呕吐、下腹坠痛、尿频尿痛,可伴发急性睾丸炎或附睾炎。急性者治疗:足量、足疗程使用针对性强的抗生素及配合使用解热镇痛药。

慢性者:会阴部或其周围隐痛、睾丸胀痛、尿频尿痛、排尿不尽感、会阴部潮湿感,可继发性功能障碍。慢性者治疗:在使用抗生素的基础上结合前列腺按摩和物理疗法(如微波、射频、动磁场、超短波等)、尿道灌注给药等。

 相关链接

观青筋知疾病

俗话说,小孩青筋过鼻梁,无事也要哭三场。青筋突起是人体内的废物积聚、滞留(俗称积滞)的外在表现。当人体的血液回流受阻,运行不畅时,人体内的淤血、痰湿、热毒等废物不能正常的排泄,这时便出现了青筋突起。尤其是大便不通,大便时间长,颜色发黑黏稠,经常便秘的人,青筋突起扭曲,并由此引发其他的疾病。而大便黄润呈香蕉状,为正常者。

一般来说,积滞轻度者,有青筋出现,颜色为青色。积滞中度者,青筋突起,颜色为紫色。积滞重度者,青筋扭曲,颜色为黑色。

手上的青筋

手掌与五脏六腑关联密切。整个手掌上有青筋显现,提示人体肠道有积滞宿便。生命线内侧有青筋,多见于肝胆毛病,易引起口干口苦、烦躁不安等肝病。大鱼际有青筋,提示腰腿及下肢关节病。手背与人体背部关联密切。手背的上半部位,与人体的背部有关联,下半部与腰部关联。

拇指关联肺脾,如拇指指关节褶纹(又称关节缝)青筋突起扭曲,呈紫黑色,小心中风和冠心病。

食指关联肠胃,如食指指关节褶纹青筋突起扭曲,当心肠胃消化系统疾病。青筋过"三关"者("三关"是末端指关节褶纹),小心肩周炎。

中指关联心脏、头顶,如出现上述症状,小心脑动脉硬化。

无名指(又称环指)关联肝胆,如出现上述症状,小心肝炎及胆囊炎。

小指关联肾脏,如小指过小过短,易出现不育、阳痿等生殖系统问题。小指能过"三关"(无名指指节的末端褶纹)者身强力壮;不过三关者肾亏,尤其要注意锻炼身体,补充营养,经常揉捏小指头为宜。

手腕横纹有青筋,提示月经不调、带下多等妇科病。手腕上的内关青筋突起扭曲,提示心脏病。

五官上的青筋

太阳穴青筋突起,小心头晕头痛,如青筋扭曲,呈紫黑色,小心中风、动脉硬化。

额头青筋突起,工作压力大,心情紧张所致。鼻梁上有青筋,提示肠胃毛病,消化不良。眼袋青筋,提示脾虚;眼袋发黑,提示肾虚。眼睛下面及腮下嘴角有青筋提示月经不调、带下湿虚,小心妇科疾病。

胸腹上的青筋

胸部青筋,乳房胀痛,提示乳腺增生,女性情志抑郁者多加小心。如青筋过肚,腹部青筋凸现,提示积水、肿瘤、肝硬化,病危在身。

◆膝部青筋,小心膝关节肿大,风湿性关节炎。小腿青筋,提示静脉曲张。

第十章

常见癌症的自然疗法

癌症：不健康生活方式、不良生活行为及环境污染

大多数癌症是由于不健康的生活方式及环境污染引起的。包括饮食习惯、营养不平衡以及不良情绪等，即生活方式致癌。若选择科学的生活方式，去掉不良陋习，可以有效地预防癌症。

流行病学资料显示，约有50％的癌症是消化系统及膀胱癌，这些部位都是食物或废物停留时间较长的部位。据资料统计，50％的妇女和30％的男性所患的癌症均直接或间接地与每日饮食中的成分有关，如长期吃某些酸菜或霉菌污染的食品，可引起癌症。

霉变食品　霉变的花生、玉米、大米及其制品中含有大量的黄曲霉素，是一种强致癌剂，可致肝癌等多种癌症。约有50％的癌症是消化系统及膀胱癌，这些部位都是食物或废物停留时间较长的部位。这一事实证明，饮食方法不当可引起癌症。

油炸食品　油炸食品中含有醛、酮、氧化物及热聚合物等诱癌物质。炒菜时的油烟是严重的致癌物质。吸入油烟量较多可能

是女性肺癌发病率较高的原因之一。

熏制食品 含有大量的苯并芘和多环芳烃等致癌物质,同时也含有致癌物质亚硝胺。

酸菜 食管癌与吃酸菜有关,食用的量越多,时间越长,食管癌的发病率越高。酸菜有致癌物质亚硝胺和硝酸盐。

食品添加剂 过量使用食品添加剂,如硝酸钠和亚硝酸钠、糖精、香料等,不仅有毒性,而且还有突变、致癌作用。

高脂肪 世界上不同国家的高脂肪膳食的地区、人群中结肠癌和乳腺癌的发病率及死亡率高。

吸烟、饮酒致癌 据调查,重度吸烟者比不吸烟者肺癌发病率高 15~30 倍,且吸烟的支数越多,吸烟开始的年龄越早,肺癌的发病率也越高。大量饮酒与口腔癌、咽喉癌、食道癌等有关,凡是饮酒较多的地区和国家,上述各种癌症发病率都比较高。嗜酒与吸烟相结合,可提高致癌程度 15 倍。

除了食物致癌外,汽车尾气、工业废气中有多种致癌物质。另外,精神因素也有致癌的可能。临床中,不少癌症患者在发病前曾受过精神创伤。一些人由于受到失业、离婚等严重刺激,感到失望、自卑、感情压抑,久而久之发展成癌症。

选择科学合理健康的生活及科学饮食方式,可以减少一半以上的癌症发生。①改变不良的饮食生活习惯。饮食有节,饮食多样化;②少吃烟熏食品,不吃烧焦食品;③改变吃过快、吃过热过烫食品的习惯,细嚼慢咽,常吃新鲜蔬菜水果;④改善厨房通风条件,以减少油烟的吸入;⑤戒烟限酒;⑥精神调理。学会放松自己,保持良好的心态。

饮食中的三大致癌因素

世界卫生组织已列出的致癌促癌物质有500余种,其中亚硝胺、黄曲霉素、苯并芘是人们饮食中经常接触到且有强烈毒性的致癌物。

亚硝胺 由亚硝酸盐与仲胺类物质在适宜条件下起化学反应而生成,它既可在人体内合成,也可在人体外合成。亚硝胺是一种强致癌物,对咽喉、食道、胃及肝的危害最大。若长期小剂量接触可慢性致癌,若一次大剂量接触可突发致癌。腐烂的蔬菜、腌鱼、腌肉、酸菜、泡菜等制品中含有较多的亚硝酸盐。

黄曲霉素 是一种毒性很强的致癌物。黄曲霉毒素若低剂量摄入体内,可造成慢性中毒,导致肝脏损伤,使肝细胞变性,甚至发生肝硬化。黄曲霉菌容易污染大米、小麦、豆类、花生、薯类等粮食及其制品,通过消化道随营养物质一起进入人体内。进入人体的毒素,或者被储存,或者发生转化,变成有致癌能力的化合物进入细胞,使正常细胞发生癌变或出现畸变。黄曲霉菌在炎热、潮湿的夏季生长繁殖最快,产生的毒素最多。

苯并芘 在熏烤的鱼肉食品和香烟烟雾中含量较多。北京市卫生防疫站曾对街头烤羊肉串进行抽样检测,结果发现每千克羊肉串含苯并芘4微克,该值是国际卫生标准的4倍。另据报道,点燃100支香烟可产生1～4.4微克的苯并芘。据医疗统计,吸烟者的肺癌发病率比不吸烟者高10倍以上,而且被动吸烟者也深受其害。苯并芘除了诱发肺癌外,还可引发肝癌、肠癌、食道癌等。

 相关链接

癌症的早期信号

●世界卫生组织提出以下8条,作为癌症的早期信号:
1. 可触及的硬结或硬变,如乳腺、皮肤及舌部发现的硬结。
2. 疣(赘瘤)或黑痣发生明显的变化。
3. 持续性消化不正常。
4. 持续性嘶哑、干咳、吞咽困难。
5. 月经期间大出血、经期以外的出血。
6. 鼻、耳、膀胱或肠道不明原因的出血。
7. 经久不愈的伤口、不消除的肿块。
8. 原因不明的体重下降。

●根据上述的"八条",美国癌症协会提出了"七个癌症信号":
1. 排便或排尿习惯的改变。
2. 不愈合的溃疡。
3. 不正常的流血或分泌物。
4. 乳房或其他部位出现肿块或局部增厚。
5. 消化不良或吞咽困难。
6. 疣(痣)有明显的变化。
7. 声音嘶哑或持续咳嗽。

● 全国肿瘤防治办公室提出了我国常见肿瘤的"十大症状"：

1. 乳腺、皮肤、舌或身体其他部位有可触及的或不消除的肿块。

2. 疣（赘瘤）或黑痣明显变化（如颜色加深、迅速增大、搔痒、脱毛、渗液、溃烂、出血）。

3. 持续性消化不良。

4. 吞咽食物时有哽噎感、疼痛、胸骨后闷胀不适、食管内异物感或上腹部疼痛。

5. 耳鸣、听力减退；鼻塞、鼻出血、咳出的鼻咽分泌物带血；头痛、颈部肿块。

6. 月经期大出血，月经期外或绝经后不规则的阴道流血、接触性出血。

7. 持续性嘶哑、干咳、痰中带血。

8. 原因不明的大便带血及黏液或腹泻、便秘交替，原因不明的血尿。

9. 久治不愈的伤口、溃疡。

10. 原因不明的体重下降。

预防癌症十四法

世界癌症研究基金会提出了具有广泛科学依据的预防癌症的14条建议：

1. 合理安排饮食。在每天的饮食中植物性食物，如蔬菜、水果、谷类和豆类应占2/3以上。

2. 控制体重，避免过轻或过重。

3. 坚持体育锻炼。每天有1小时的快走或类似的运动量。每星期至少还要进行1小时出汗的剧烈运动。

4. 多吃蔬菜、水果。每天吃 400～800 克,绿叶蔬菜、胡萝卜、土豆和柑橘类水果防癌作用最强。每天吃五种以上果蔬,且常年坚持,有持续防癌作用。

5. 每天 600～800 克各种谷物、豆类、植物类根茎,加工越少的食物越好。少吃精制糖。

6. 不提倡饮酒。

7. 每天吃红肉(即牛、羊、猪肉)不应超过 90 克。最好吃鱼和家禽以替代红肉。

8. 少吃高脂食物,特别是动物性脂肪。选择恰当的植物油并节制用量。

9. 少吃盐。少吃腌制食物,盐的每日消耗量应少于 6 克(约一茶匙)。

10. 不要食用在常温下存放时间过长,可能受真菌毒素污染的食物。

11. 用冷藏或其他适宜的方法保存易腐烂的食物。

12. 食品中的添加剂、污染物及残留物的水平低于国家规定的限量即安全的,但乱用或使用不当可能影响健康。

13. 不吃烧焦的食物、直接在火上烧烤的鱼、肉或腌肉,熏肉只能偶尔食用。

14. 对于基本遵循以上饮食建议的人来说,一般不必食用营养补充剂,营养补充剂对减少癌症的危险可能没什么帮助。

常喝药粥可防癌

大蒜粥 大蒜中的脂溶性挥发油,有激活巨噬细胞的功能,对癌细胞有抑制作用,从而提高机体的抵抗力,有利于癌症患者的康复。取大蒜(去皮)30克,糯米100克,加水煎熟即可。

香菇粥 香菇含有一种干扰素的诱导剂,能诱导体内干扰素的产生,从而达到治癌的目的。取香菇25克,粳米100克,加水熬粥,调味服食。

荸荠粥 荸荠具有清热解毒,软坚化结的作用,用其治疗疮痈肿结;发现有抗癌作用。荸荠洗净,削皮切片,每次100克,加糯米适量煮成粥即可。

扁豆粥 适用于胃肠病及癌症患者。取扁豆30克,炒微焦。浸涨后,先煮半熟,加入糯米100克合煮成粥,再加白糖适量食用。

芦笋粥 芦笋所含的组织蛋白是一种"促细胞正常化"的物质,防止癌细胞扩散。用芦笋100克煎煮,取汁加糯米100克,熬成粥即可食用。

芹菜粥 芹菜叶对癌的抑制率为73.2%,芹菜茎对癌的抑制率为63.6%。取芹菜50克,糯米100克,先将米加水煮成粥,再加入切碎的芹菜。

薏苡仁 粥薏苡仁味甘、淡、性凉,可治疗因积热而发的痤疮以及热毒产生的扁平疣;薏苡仁含的木瓜蛋白酶可分解体内的病变细胞。

防癌八法 防癌八个不

1. 咀嚼防癌 研究人员曾将人体分泌出来的唾液加入到致癌物中,竟然使致癌物丧失了致癌能力。据《中国中医药报》讯,每日咀嚼口香糖15~20分钟,有助于美容,长期咀嚼,还能使颜面的皱纹减少,肥胖的双下巴逐渐消退。

2. 睡眠防癌 睡眠可表现为慢波时相和快波时相。慢波时相时,脑垂体增加分泌生长素,促进身体生长和代谢,使体力得到恢复,故称之为"身体的睡眠"。快波时相时,脑血流量增多,脑耗量增大,使脑力得到恢复,故称之为"脑的睡眠"。成年人的睡眠,首先进入慢波睡眠,80～120分钟后转入快波睡眠,经过20～30分钟后又转回慢波睡眠状态。一夜的睡眠时间,周期正好反复四次,便可解除人体疲劳。所以,一般认为8小时睡眠是较合理的。

澳大利亚一研究学会认为,发生癌变的细胞是在分裂中产生的,而细胞分裂多半是在人的睡眠状态中进行的,一旦睡眠规律发生紊乱,肌体在外部环境因素的作用下出现癌性病变。该学会提醒人们:"在现代社会中,不可过于沉湎夜生活。调节休息睡眠,积极治疗失眠是防癌的重要因素"。

3. 食蒜防癌 经常吃大蒜,可阻断亚硝胺在体内合成。

4. 饮茶防癌 茶可阻断致癌物在体内合成,同时也有抑制亚硝胺致癌的作用。

5. 戒烟防癌 香烟中许多化学成分和放射性元素能致癌。放射性元素与烟草中的"热点"结合,在肺内沉积,形成放射性"热点"。放射性热点是肺癌的发源地。

6. 开窗防癌 诸多建筑材料能释放氡等致癌气体,开窗可使室内空气中的致癌物降到最小的密度。

7. 不偏食防癌 饮食要注意味道和营养搭配平衡。一些食物中含有使人体细胞发生突变的变异原,与致癌关系密切。然而,不同食物中都含有抑制变异原的物质。不偏食,并常吃蔬菜、水果,有抵消变异原的作用。

8. 乐观防癌 乐观开朗、心胸豁达,能增强人体的免疫功能,有效抑止癌细胞的发生。

不食霉变的食物,如霉变的花生、玉米、大米等。

不食过热、过烫食物。

不吃或少吃腌制品,如酸菜、泡菜、酱菜、咸鱼、咸肉、咸蛋。腌制品含有一定量的亚硝酸盐,进入人体后,合成为亚硝酸胺,从而增加致癌的机会。

不常吃烟熏、油炸、火烤的食品,因其含有致癌物质苯并芘。

不食存放过久的食用油,油存过久可产生毒性,导致机体老化,使人衰老。

不常吃着色食品,少吃加入了人工添加剂(色素、甜味剂、防腐剂等)的食物。

不常吃高脂肪食物。

不常喝高浓度酒和咖啡。戒烟限酒。

把好烹调防癌关

◆先切后洗不科学。维生素 C 易溶于水,又易氧化。所以,蔬菜应先洗后切,切好即炒,炒好即吃,这样可以保留大部分维生素 C。不应切碎后去洗,更不宜切碎后长时间浸泡在水中。

◆旺火急炒。不管是新鲜蔬菜,还是冷冻、干制蔬菜中,都含有维生素 C,它能起到消除致癌物(亚硝酸胺)的作用。旺火急炒可以充分保留食物中的维生素。

◆避免烧焦。在烹调菜肴时,尤其是鱼肉的烹调,注意不要烧焦。烧焦了的鱼、肉及其制品中,含有较多的强致癌物质,烧焦了的食物最好不要吃。

◆利用菜汁。菜汁中含有较丰富的维生素 C 和酶以及其他营养成分,不要将菜汁挤掉。即使是特殊烹调需要挤出的菜汁,也不要扔掉,可留下做汤。

◆适量用醋。烹调蔬菜时如能适量放点醋作佐料,不但味道鲜美,还可保留维生素C,因为维生素C在酸性环境中不宜被分解。

◆保留根茎。蔬菜的根茎或根茎类蔬菜中含有一种酶,它能分解亚硝酸胺或阻止致癌物质发生作用,如白萝卜、胡萝卜中含有的木质素,都有抗癌防癌作用。

◆少用食碱。在烧煮豆类食品或豆制品时,放点食碱可使食物酥软,但却会破坏大量维生素C,降低蔬菜的营养。所以最好不要用碱。

抗癌食谱

1. 绿茶 绿茶中含抗氧化活性物质,具有调节致癌物代谢酶的能力,并抑制关键反应及细胞增殖。

2. 洋葱 洋葱中含有的栎皮黄素,抑制多种致癌物质的活性,防止癌细胞的生长。

3. 大蒜 每天吃半瓣生大蒜有效地预防肠癌。大蒜其中的含硫化合物是天然抗癌素,会阻断致癌物在机体内合成,促使癌变前期细胞转化成为正常细胞。有一位酷嗜大蒜的耄耋老人,40年前患有"肝硬化"。此翁不论有无荤肴,每天必饮白酒150毫升,必食"麻油拌蒜泥"一小碟,迄今已80高龄,依然腰板硬朗,精神矍铄。此现象用现代医学理论似乎难以解释。

4. 柑橘 柑橘汁中的黄酮可以有效地抵抗前列腺癌、肺癌以及黑色素瘤。

5. 西红柿 含有抗氧化剂——番茄红素,对前列腺癌和乳腺癌的效果显著。

6. 茄子 茄子清热解毒,活血消肿,用于口舌生疮、血热便血、皮肤溃疡等症。茄子中的铁、胡萝卜素等,可减少癌症的发病率。茄子性凉,脾胃虚寒者不宜多食。

7. 香蕉 越成熟的香蕉,其抗癌效能就越高。香蕉能增加白细胞,改善免疫系统的功能。

8. 西瓜 有利尿作用,对肝硬化腹水病人有较好的辅助治疗作用。西瓜性寒,胃肠病、脾胃虚寒者要少吃。

9. 草莓 新鲜草莓中含有鞣酸物质,可在体内产生抗毒作用,阻止了癌细胞的形成。

10. 香菇 患了胃癌和宫颈癌等患者,在其他药物治疗的同时,将香菇煮汤服,有防止癌细胞转移的作用。"猴头燕窝"的猴头属于真菌类。用于治疗胃癌、食道癌。

11. 红白萝卜 萝卜含有核黄素、叶酸、β-胡萝卜素等抗癌物质。

12. 卷心菜 卷心菜中有一种用硫磺成分刺激细胞内的临界酶,可抗癌。

13. 芹菜 (注:前面内容有介绍)

14. 韭菜 芹菜和韭菜都含有丰富的纤维素,可促进胃肠蠕动,减少致癌物质在消化道中的滞留时间。

15. 菱角 据《解放军报》(1981年12月3日)讯,日本医学家用菱角、薏米仁、紫藤、诃子各20克,水煎服,每日一剂,连用1～2月,治疗胃癌及食道癌有效果。我国中药学家,用菱角10只、薏米仁12克、鲜紫藤条(切片)12克、诃子6克,水煎服,每日一剂,坚持服用,治疗了一例直肠癌和一例膀胱癌。

16. 海藻类菜(包括海带、紫菜、裙带菜等) 有防治甲状腺肿大和预防便秘的作用。

17. 豆浆 大豆富含异黄酮,能抑制癌细胞增殖,这些都可有效防癌。

18. 牛奶及奶制品 牛奶中的亚油酸预防胃癌、大肠癌、乳腺癌,可消除幽门螺旋杆菌。

19. 米糠 米糠中含有抑制癌细胞增殖成分。

20. 甘草 益气补中、清热解毒、祛痰止咳,有"阻断、抑制、干扰"致癌的因子。

日本国立癌症研究所的专家,从百余种常用蔬菜中,筛选出具有明显抑癌效应的佳品,它们是:熟薯、生红薯、菜花、金针菜、蒜、荠菜、大葱、鲜姜、胡萝卜、大白菜、卷心菜、柿子椒(甜椒)、苦瓜、黄瓜、茄子皮、芦笋、马齿苋等。

多种蔬果能防癌

1. 松果、松针 "松为百木之长",松针、松果均为优良药材,服之"令人不老,轻身延年"。故松针一直被佛门视为重要的养生药,经测定表明,松针含有粗蛋白质 $7\%\sim12\%$,有 18 种氨基酸,其中 8 种为人体所需。松针具有祛风、活血、燥湿止痒、抗癌等功能,可用于治疗流感、风湿症和夜盲症等常见疾病。

2. 沙棘 沙棘浑身是宝,其果实中含有多种对人体有益的生理活性物质。经研制开发的酒、汁、粉、冲剂、食醋等沙棘系列保健产品,可活血化瘀、消食化滞、祛痰止咳,并可治疗口舌生疮、溃疡。同时沙棘可以降低胆固醇,增强机体免疫力,可抗肿瘤。

3. 葡萄 葡萄含有白藜芦醇的抗癌性能,防止健康细胞病变,抑制已恶化细胞的扩散。红葡萄酒中的白藜芦醇含量最高。专家提出防癌建议:多吃葡萄,尤其是吃带皮的红葡萄。

4. 柑橘类 柑橘类水果含有大量的胡萝卜素、蛋黄酮等天然物质,这些物质能在人体内遏制各种强力致癌的化学物质。

5. 桑葚 桑树含有白藜芦醇的抗肿瘤物质,食其果能防癌。

6. 刺梨 果中含有丰富的维生素 C,故被冠以 VC 之王的称号,且有止咳、化痰、消炎之功效。

研究显示,食用蔬菜和水果多的地方和人群,癌症的发病率低。能防止喉癌和食道癌的食物,全部含有大量的胡萝卜素,能够转化为维生素C。这些食物包括:桃子、甜瓜、球茎甘蓝以及所有的深绿叶的蔬菜;还有柑橘、甘薯、南瓜、冬瓜、西红柿、胡萝卜等。

能够防止胃肠和呼吸道癌的蔬菜有:卷心菜、球茎甘蓝、菜花等。

体育运动能防癌

坚持体育运动(最好是中强度运动),比如步行、慢跑、健身操、太极拳、游泳、登山、骑自行车等,有助于提高抗癌能力。运动防癌在于:

1. 运动会加速血液循环,促进新陈代谢,使体内癌细胞不易转移和扩散。

2. 运动可增加淋巴细胞的数量,而淋巴细胞正是人体抗癌第一防线。

3. 运动能使人体体温升高,可以阻止癌细胞的生成并能将癌细胞判处"死刑",因为癌细胞对热的承受力远不如正常细胞。

4. 运动会加快骨髓生成白细胞的速度,一旦体内出现少量的癌细胞,很快就会被很多的白细胞围攻歼灭。

5. 运动能改善胃肠活动功能,这样就能缩短某些促癌物质滞留肠道的时间,从而减少便秘致癌机会。

6. 运动会使人体出汗增加,汗水可以把体内的毒素排出体外,从而减少体内的致癌因子。

7. 运动能使人精神上获得一种欢娱感,有利于消除悲伤、愤怒等不良情绪。临床观察发现有 3/5 的癌症患者,是由于情绪长期受压抑或突遭创伤而加速恶化了病情。

8. 运动是一种意志的锻炼,经常参加运动的人能提高应付各种不良刺激的能力,从而树立战胜癌魔的勇气和信心,这也是不少癌症患者生命得以延长甚至康复的原因。

让癌肿自然消退

现代医学研究发现,大约有10％的癌症患者的癌肿可以自然消退,并且极少复发;而精神状态和机体免疫功能的好坏,对癌症的发病和自愈起着重要的作用。如果病人充满信心地和癌症作斗争,生存率就会显著提高;如果病人精神崩溃,丧失生活信心,生存率就会明显降低。目前已发现多种因素能使癌肿自然消退:

1. 性格开朗,喜欢运动。
2. 随着致癌因子的消退,癌肿消失。
3. 因放射线的"诱退作用"而停止发展。
4. 自我身心松弛和进行自我内心想像练习,使肿块自然消退。
5. 由于内分泌的变化使肿块消退。
6. 一些癌症病人在患有炎症或非特异性免疫反应后,癌肿不治自愈。

电磁辐射为什么会促发癌症

大到广播电视发射塔,小到电视、冰箱、电脑、微波炉等,它们在工作的时候,都向周围发射着不同功率的电磁波,即电磁辐射。电子辐射作用于人体,在达到一定剂量后,即产生生物效应,损害人体健康,严重者能促发癌症。瑞士的医学资料指出,居室周围有高压电线的居民比一般的居民患乳腺癌的概率增加7倍。意大利每年有 400 多名儿童患白血病,其主要原因也是距离高压电线太近而受到强大的电磁辐射。那么,电磁辐射为什么会促发癌症呢?

一个健康的成人,大约有 75 万亿个细胞,其中每天都有 20 多个细胞发生突变。若突变细胞一旦变成癌细胞,便疯狂地、不可遏制地分裂增殖,发生癌症。幸亏人体有一整套免疫监视系统,能够及时发现这些突变细胞,并用抗体和吞噬细胞将其消灭。然而电磁辐射能够摧毁人体的免疫系统,在一毫高斯的电磁辐射下,抗体对癌细胞的辨认能力即有所下降,以致无法将癌细胞消灭,这样使人体患癌的机会大增。长期暴露在 10 毫高斯的电磁场中,可使参与免疫功能的胸腺细胞死亡,使细胞免疫功能降低,促进癌症发生。

为了避免电磁辐射对人体的危害,在日常生活中,与电磁辐射保持一定的距离,注意居住环境的选择,不住在广播电视发射塔、寻呼机发射台和军事雷达的附近,不居住在高压电线周围。家庭中的电器摆放不要集中,不宜放在卧室里。看电视时,人与荧屏的距离保持在 3 米以上是安全的。家中安装的电源线,不要裸露在墙体外面。手机的电磁强度以接通的一瞬间最强,可达 2000 毫高斯,但不久就降为 10~60 毫高斯,所以在接听手机时,应在接通 1~2 秒钟后再移至头部开始通话,避开磁场强度最大的瞬间。使用微波炉时最好离开现场。

有致癌性的药物

解热镇痛类药 非那根、复方阿司匹林、索密痛等药物中含有氨基比林、非那西丁、苯巴比妥、咖啡因。常服这类药成瘾,身体产生耐药性,导致肾功能衰竭,出现尿毒症,甚至诱发肾盂癌和膀胱尿道肿瘤。

抗癌类药物 抗癌药本身是治疗癌症的,但有些抗癌药本身又有潜在的致癌性。如环磷酰胺、甲氨蝶呤、硫唑嘌呤等,经动物实验发现有致癌作用;烷化剂和氮芥能增加白血病发病的机会。因此,合理掌握剂量是关键的一条。

性激素类药物 己烯雌酚是治疗妇科病、男性前列腺癌的用药。大量的己烯雌酚被认为与子宫内膜癌、乳腺癌及服药者子女生殖系统的先天性疾病有关。孕妇如果使用过量己烯雌酚,所生的女孩儿可能会得罕见的阴道腺癌,所生的男孩儿睾丸小或隐睾。

其他一些药物 砷类(如砒霜)本身有毒,有时也能入药,即所谓以毒攻毒用来治疗牛皮癣等。人服用砷剂,可能引起皮肤癌和多发性癌症。安眠药鲁米那和苯妥英钠都是常用的药物,长期服用会损害肝脏。某些中药成分也有致癌或促癌作用,如巴豆中的巴豆油,细辛,土荆芥,茴香中的黄樟醚,槟榔中的槟榔碱,在动物实验中发现这些药有一定的致癌因子。

虽然有不少的药物有潜在的致癌危险,但也无须"因噎废食"。在预防中,有3点提请您注意:①不要轻易用药,只要可能,所有药物都要用最小的剂量;②妇女妊娠期间,不擅自服药,特别是激素类药物;③患乳腺癌或子宫癌的妇女应避免使用任何激素制剂。

癌症自愈的奥秘何在

经研究认为,至少有十几种因素可使癌症自然消失:随致癌因子的消退而消失;因放射线的"诱退作用"而停止发展;自我身心松弛和进行自我内心想像练习,使肿块自然消退;由于内分泌的变化使肿块消退等等。突出的例子是女性乳腺癌患者,会随绝经期的到来而使癌症消退。有的癌症病人在身染绝症的同时,体内又发生炎症与非特异性免疫反应,结果因祸得福,癌症自然消退。

● 信念是制服癌症的动力

积极的心理状态能增强大脑皮层的功能和整个神经系统的张力,使抗病能力大大提高。英国皇家学院曾对 57 名患乳腺癌而切除了乳房的病人进行了观察。发现:其中注意精神调节、相信自己能战胜疾病的人,10 年后生存率达 70%。而那些病后精神颓废甚至绝望的人,80% 在手术后不久便死去了。英国皇家马斯登医院精神科格里尔医师,对一些癌症患者的精神状态进行了调查,发现凡对癌症充满斗争决心的病人 75% 存活 10 年以上;而认为无希望、失去信心的患者,35% 存活 5 年以上。

由以上例子得到启示:"信念是半个生命,淡漠是半个死亡"。癌症病人如果动员自己体内足够的力量来抗癌,就利于征服癌症。这种力量就是坚强的信念,也就是自身的"精神免疫"。信念、信心还能充分调动机体的巨大潜在能力,通过调整、代替、补偿,使细胞的功能、结构与代谢正常,各器官重新趋于协调,建立新的平衡,使机体适应新的特殊的环境。而病中精神颓废的人,可反馈性地使得血液中 T 淋巴细胞减少,且抑制 B 淋巴细胞和巨噬细胞的作用,从而导致免疫功能下降,成为疾病的牺牲品。

● 现代医学新发现

现代医学研究发现,精神状态和机体免疫功能的好坏,对癌症的发病和自我消退起着举足轻重的作用。美国癌症协会对 176 例癌症自然消退的病人进行了长期的观察,发现这些人大多性格开朗,喜欢运动。用心理测验的方法对癌症病人和正常人分别进行检测,结果发现:有内向型个性特征的人和神经质倾向者患肺癌的明显比正常人多。不良的心理刺激和情绪起了"促癌剂"的作用。如果病人充满信心和癌症作斗争,生存率显著提高;而患者精神崩溃、丧失生活信心,生存率明显降低。

日本医学家提出一种对付癌症的新办法——"认识生活价值疗法",鼓励病人把注意力放在追求有意义的生活上,每天以愉快向上的态度生活,采取积极的态度对抗疾病。这样大脑皮层就会产生良性兴奋,增强机体免疫力,征服癌症。

肺癌的发现与预防

肺癌早期症状

①咳嗽。多为偶发性干咳,少痰或无痰,有少量白色泡沫痰,多于劳累后出现。咳嗽时间不固定。②咯血或血痰。是由癌组织坏死、溃烂引起毛细血管破裂所致。咯血痰量的多少及持续时间的长短与癌组织内血管损伤程度有关。多为持续性,痰中带血丝或小血块,血呈鲜红色或暗红色。咯血或血痰的血量一般较少,少数情况下,癌肿侵蚀大血管,可引起大口咯血。③胸痛。胸痛大多在肺癌的中晚期出现,但若癌瘤位于胸膜附近,则可较早出现胸痛,表现为不规则的隐痛或钝痛。当癌瘤直接侵犯胸膜时,则可有尖锐胸痛,在咳嗽或呼吸时加重。④关节肿痛。疼痛主要在大关节,多为踝关节,次为腕关节,局部可出现肿胀,X射线照片除偶见骨膜增厚外,多无其他异常。部分患者可有杵状指(趾)表现。⑤发热。肺癌早期很少发热,但当癌组织坏死时,可引起低、中度发热,抗生素治疗无效。阻塞性肺炎,引起全身发热,此时体温一般在38℃左右,经抗生素治疗可退热,但如果阻塞病变未除,肺炎可以反复发作。⑥内分泌系统紊乱。少数病人还可见进行性肌无力,肌肉萎缩,糖尿病,下肢浮肿,男性乳房增大,睾丸萎缩等。⑦皮肤老化。有少部分人在早期可表现皮肤瘙痒性皮疹,皮肌炎,带状疱疹等。

肺癌的预防

①不吸烟。已经吸烟的人要努力戒烟或少吸烟。一般戒烟10~15后,患肺癌的危险就和不吸烟者差不多了。②改善环境污染,加强自我保护。控制大气污染,尤其是工业排气和机动车辆排出的废气等,减少烟雾中的有害物质,安装废气净化装置。③长期从事化工、冶炼、造芥子气、矿山的人群、吸入放射形粉尘的职业性人群等,应采取必要自我保护措施。④厨房安装排气扇,减少烹调时油烟对人体的危害。⑤每天吃点蜂蜜。蜂蜜润肺、止咳,能提高人体内抗氧化物的能力,改善人体免疫功能。蜂蜜的食用量,每天2至4汤匙为宜。

肺癌食疗方

1. 仙鹤枣粥。组成:仙鹤草30克、红枣20枚、糯米适量。制法:共煮成粥,早、晚服用。功效:解毒消肿,收敛止血。来源:民间方。

2. 沙参煲鸡蛋。组成:沙参30克、鸡蛋2个。制法:加清水同煮,饮汤食鸡蛋。功效:养阴清肺,去虚热。适应证:肺癌咽痛,干咳,痰中带血等。

3. 凉拌梨丝。梨200克、胡萝卜50克、紫菜片1片、绿豆芽50克、青(红黄)甜椒150克、盐少许。制法:胡萝卜洗净切丝,绿豆芽洗净,去头尾,放入滚开水中氽烫,捞出沥干,与三色甜椒丝、梨丝、盐拌匀,放盘上,撒上紫菜丝即成。炖汁热服效果更好。功效:生津止渴、滋养润肺、止咳化痰。

肝癌的发现与预防

肝癌起病隐蔽,发展迅速,当病人有自觉症状而就诊时,多半已到晚期。引起肝癌的相关因素有:乙型肝炎病毒的感染;长期嗜酒;长期接触致癌物质;黄曲霉素的污染;食用含亚硝氨的食品;某些癌前病变;遗传因素及个体易感性等。

肝癌早期症状

食欲减退,消化功能差,进食后腹胀。由于肝癌常伴肝硬化,造成门静脉高压,导致肠壁淤血、消化分泌功能紊乱,因而发生腹泻。厌吃油腻食物,如果进食油腻食物便会引起恶心呕吐。出血现象,如鼻出血、牙龈出血、皮下出血、上消化道出血等。尿液颜色发黄,粪便颜色呈灰白色。活动后易感疲倦,精神变差,常想睡觉,并逐渐消瘦,出现贫血。在浑身无力的情况下,感觉发冷,体温升高,并且出现皮肤、眼巩膜发黄,肝区疼痛、肝大。凡有以上可疑症状,不可掉以轻心。约有 40% 的肝癌病人早期完全没有症状,因此,预防显得更为重要。

◆**肝癌的预防**

①不嗜酒,不吃或少吃腌制品、熏烤制品、霉变食物。②不饮未经净化处理的水。据统计资料表明,饮用浅层塘水或江、河、湖、沟水者,比饮用井水或经处理的自来水者肝癌发病率高。③精神愉快,乐观向上,避免抑郁或脾气暴躁。④注意肝癌的早期症状,定期检查。⑤做好病人的隔离,避免相互传染。

◆**肝癌食疗方**

1. 旱莲生姜膏。组成:旱莲草 500 克、生姜 30 克、蜂蜜适量。功效:养阴益肾。适应证:肝癌气阴两虚。制法:旱莲、生姜加水煎,取汁,加蜂蜜熬膏,每日服一匙,日服 3 次。

2. 黄天二莲汤。组成:半支莲 30 克、半边莲 30 克、黄毛耳草 30 克、元胡荽 60 克、薏苡仁 30 克。功效:清热解毒。制法:每日一剂,水煎服。

3. 三花散。组成:七叶一枝花 120 克、半支莲 90 克、金银花 60 克、野菊花 60 克、紫草根 60 克、郁金香 60 克、丹皮 60 克、紫金锭15克、昆布50克、赤芍60克、生山楂60克。功效:清热解毒。适应症:肝癌。制法:共研细末,制成散剂,日服3次,每次5克。

4. 排肝毒蔬果汁。苹果20克、胡萝卜20克、凤梨100克、龙葵20克、冷开水120毫升。制法:苹果、胡萝卜洗净削皮,凤梨去皮,龙葵洗净。果汁机内加水,所有材料混合入果汁机内打成泥汁,连渣饮用效果更佳。凤梨最有利于排肝毒,加蜂蜜饮用效果更佳。

5. 余甘木治疗肝癌。余甘木系稀有植物,生长在深山密林中,是一种民间流传很久的珍贵中草药。根部入药用。性味苦、甘、无毒,入肺、肝二经。具有生津止渴、健脾开胃、改善睡眠的功能。据悉,一位肝癌患者,坚持服用余甘木1年后,生活正常。

大肠癌的发现与预防

直肠癌、结肠癌通称为大肠癌,是最常见的恶性肿瘤之一。一位肠内细菌学专家说:"肠内毒素是便秘、腹泻,乃至于大肠癌或老化的原因。肠道疾病是'万病之源',健康的身体应从肠道健康开始"。

人体需要的营养物质是通过肠胃消化吸收的;人体废物及毒素的80%是通过大便排出的;人体所需要的维生素大部分是在肠道内合成的。因此,拥有一个好肠胃,身体健康就有了一定的保证。

大肠癌早期症状

①大便习惯改变。大便时间、次数的改变,以及便秘或不明原因的腹泻。直肠癌的患者大便次数可增多,但每次排便不多,甚至没有粪便,只是排出一些黏液、血液,且有排便不尽的感觉。部分患者交替出现便秘或腹泻。②腹泻。部分病人腹泻为首发症状。病人每日排便次数增多,可为黏液血便或为溏薄的稀便,伴有痢疾。③排便疼痛。约有50%的直肠癌患者排便时有疼痛感,程度

有轻有重。④腹痛。部分病人以腹部隐痛为首发或突出的症状，另一些病人表现为阵发性绞痛，并伴有腹胀。⑤便形异常。正常的大便条呈圆柱形，垂直从肛门排出，如果癌肿突出在直肠腔内，压迫粪便，则排出的大便往往变细，变形的大便条上还附着有一丝丝血痕。⑥便血。便血是所有大肠癌的早期症状之一，但不同部位的大肠癌，便血出现的时间和性质有所不同。便血往往是直肠癌患者的第一个症状，早期量很少，多在大便条的一侧有新鲜血痕。少数病人在粪便排出后，随之排出较多量滴状的新鲜血液。由于粪便在结肠内停留的时间延长，便血的颜色变暗，排出绛紫色或黑紫色的大便。有时由于血量少，或在体内停留时间长，肉眼不能觉察，但做大便隐血试验呈阳性。大肠癌的便血须与痔疮、肛裂、菌痢、肠炎、肠息肉、溃疡穿孔等疾病引起的便血区分鉴别。

◆大肠癌的预防

①积极治疗习惯性便秘，保持大便通畅。②改变以肉类及高蛋白食物为主要的饮食习惯，要控制动物性脂肪的摄入。动物性脂肪产生更多的致癌物质，作用于大肠时间长，导致大肠癌的发生率增加。多吃新鲜水果、蔬菜等含有丰富的碳水化合物及粗纤维的食物，适当增加主食中粗粮、杂粮的比例，不宜过细过精。③积极防治肠道疾病。如各种息肉、慢性肠炎（包括溃疡性结肠炎）、血吸虫病、慢性痢疾等。对于肠道息肉更应及早处理。大肠息肉分为五大类，即腺瘤性息肉、化生性息肉、炎症性息肉、错构瘤性息肉及其他，其中腺瘤性息肉是真性肿瘤性息肉，是一种大肠癌癌前病变，所以当发现大肠内有腺瘤时，应治疗，在良性腺瘤阶段予以摘除，以防大肠癌。

◆大肠癌食疗方

1. 苦参猪肠汤。配料：苦参20克、大枣20克、白豆蔻10克、当归20克、萝卜250克、猪大肠250克，食油、葱、姜、蒜适量。制法:药材洗净用纱布包好,与猪肠、佐料一起炖2小时。用法:食用,每日一剂。功效:补益气血,清热解毒。

2. 冰糖炖香蕉。组成:冰糖、香蕉。功效:清热润肠。制法:香蕉1~2只,去皮加冰糖适量用水炖服。

提 醒
青年人要警惕大肠癌

在人们的印象中,青年人很少发生大肠癌,故常常忽视这个问题。俗话说,:"十人九痔",人们常把肛门部位的不适,误认为痔在作怪。另外,易将大肠癌导致排便习惯的改变与慢性肠炎或菌痢混淆在一起,从而忽视了肠癌的存在。

由于以上原因,青年人患大肠癌的诊断之前按肠炎或痔治疗的病例竟高达70%左右。由此可见对大肠癌的误诊、漏诊是常有的事,以至于临床确诊的大肠癌的青年患者,绝大多数已属中晚期,失去了宝贵的治疗时机。

一般来说,青年人出现下列现象时,应警惕大肠癌:①排便习惯改变、便秘、腹泻;②便中带血或黏液;③近期腹部持续胀气或隐痛;④原因不明的贫血、消瘦、乏力;⑤腹部可触及肿块等。如发现有上述症状,应及早到医院进行检查。

胃癌的发现与预防

胃癌早期症状

①恶心、嗳气、反酸及呕吐。呕吐物多为宿食和胃液。②上腹部隐痛。早期胃癌疼痛无定时(或表现为持续隐痛),不像胃溃疡、十二指肠溃疡那样有较明显的饭后痛或饭前痛的特点。若病人原患有胃溃疡、十二指肠溃疡,其疼痛的规律性可以突然改变,且原治疗溃疡病有效的药物突然变得无效或效果明显降低。③呕血和黑便。若癌肿仅破坏小血管,常表现为大便"潜血",即大便外观虽正常,但化验可发现其中有血细胞。若早期就侵入较大血管,则引起呕血,大便变黑或如柏油样。④上腹部不适及饱胀。常有一种腹部烧灼、嘈杂及饱胀感,饭后尤其明显,随着病情发展,症状日益加重。这些症状与消化不良、慢性胃炎有区别。消化不良常有暴饮暴食的历史,而慢性胃炎常常有反复发作的病史。⑤食欲减退。早期胃癌往往表现为突然性的食欲缺乏和厌油腻。与肝炎有区别。肝炎常有转氨酶升高以及发烧乏力、尿黄呈浓茶色、黄疸等症状。⑥急剧消瘦及严重贫血。癌症是一种消耗性疾病,且胃癌引起病人消化吸收不良和消化道出血,从而更加重了消瘦和贫血。

值得注意的是,上述情况在一个病人身上不一定都有,也不一定同时存在,只要出现其中之一,特别是出现在40岁以上的男性身上,就要认真对待,及时检查。

◆**胃癌的预防**

①戒除不良饮食习惯。少吃酸菜、咸鱼、腌肉、火腿、熏肠等腌制、熏烤、煎炸的食品,避免吃过度刺激性的食物,饮食应定食、有节,不要暴饮暴食,饥饱无度。②不吸烟、不酗酒。③积极治疗胃

溃疡、慢性萎缩性胃炎等胃部疾病。警惕发生癌变。

◆胃癌食疗方

1. 红糖煲豆腐。组成：豆腐2～4块、红糖60克。制法：上2味加清水一碗，煮10分钟左右服食。功效：和胃止血。适应证：胃癌吐血明显。

2. 糯米阿胶粥。组成：阿胶30克、糯米100克、红糖少许。制法：先将糯米煮粥，待粥熟时，放入捣碎的阿胶，边煮边搅匀，稍煮沸2～3分钟即可。功效：补血养胃。

3. 脆玉薯丝。马铃薯300克、芹菜末（或香菜）1/2汤匙。调味料：盐1/2小匙、芝麻香油1小匙。制法：马铃薯削皮洗净，切丝，泡水，淀粉会沉淀出来。准备一锅热开水，马铃薯丝倒入烫一下，马上捞起冲冷开水至完全冷却，加入盐，滴上香油，撒上芹菜末，拌匀即可。适应证：治胃溃疡，十二指肠溃疡。

4. 芝麻粥。组成：芝麻仁6克、大米30克、蜂蜜适量。制法：先将芝麻炒出香味，另煮米成粥，将熟时加入芝麻、蜂蜜食之。功效：补血，润肠，预防便秘。

食管癌的发现与预防

一般认为食管癌与长期吃热烫食物、吃腌菜泡菜、口腔不卫生、慢性食管炎、化学致癌物质、免疫功能障碍等有关，但饮酒加吸烟使食管癌的发生率显著上升。另外，口腔癌、唾液腺癌的发病与嗜烟、酒有关；某些地区居民有嚼食烟叶或槟榔的习惯，这增加了口腔癌的发病。

食管癌早期症状

①进食时胸骨后有轻微不适或疼痛。这种疼痛比较短暂，有

时仅持续几秒钟。吃烫、热或刺激性食物时,疼痛加重或持续时间长。②吞咽时经常嗳气,并且有上腹部饱胀感。这种症状多发生在食管下段,尤其是癌肿波及到贲门时更容易出现,贲门位于食管与胃的交界处。③哽噎感。进食时,特别是进食较干食物时,觉得食物在食管某处有短暂停留,有时好像食管内有吞咽不完的食物,所以爱做吞咽动作。这种哽噎感可以不治而愈,但数日或数周后往往重复出现。④食管内异物感。常常觉得有某种东西贴附在食管壁上,吞咽不下。

上述早期症状,在不同病人身上表现出的轻重程度有所不同,间歇时间长短不一,常反复出现,间歇期间可无症状,但都随病情发展而逐渐加重。若不同程度地出现其中的某些症状,就要提高警惕。

◆食管癌预防

①注意口腔卫生,经常漱口刷牙,不吸烟。②吃饭养成定时定量习惯,避免饥饱无度。③不吃太硬和过于粗糙的食物,粗粮细做,宜软不宜硬。进食应细嚼慢咽,忌狼吞虎咽、暴饮暴食。④饮食不要过烫,不饮烈性酒,以免对食管黏膜的刺激和损伤。⑤少吃酸菜、泡菜等腌制食品,少吃熏肠、烤肉、腊肉等烟熏或炸烤食物。不吃霉变、腐烂的食品,如发霉的花生、大米等。⑥注意饮食的洁净,不吃被污染的食物,如未经清洗消毒的水果蔬菜等,不用有毒塑料袋及印刷过的纸张包裹食品。早期食管癌的自然病程平均为3年或更长。

◆食道癌食疗方

1. 生芦根粥。组成:鲜芦根 30 克,红米 50 克。功效:清热,生津。制法:以水 1500 毫升,煎芦根,取汁 1000 毫升,煮粥食之。

2. 阿胶炖肉。组成:阿胶 6 克,猪瘦肉 100 克。制法:先加水炖猪肉,肉熟后入阿胶炖化,低盐调味,饮汤食肉。功效:补血活血,滋阴润肺。适应症:食道癌咯血日久、贫血等。

3. 鸡蛋三七汤。组成:鸡蛋一枚、三七末 3 克、藕汁适量、陈酒少许。制法:鸡蛋打破于碗中,和三七末、藕汁(1 小杯)、陈酒,加汤炖熟食之。功效:止血活血,消肿止痛。适应症:食道癌咯血加重。

鼻咽癌的发现与预防

鼻咽癌是发生在鼻腔与口咽之间的鼻咽部肿瘤。疗效的关键在于早期发现及早期治疗。鼻咽癌的发病与习惯吃咸鱼、腌制的食品有关;病因比较复杂,这包括人的内在素质、对致癌物的易感性、一些环境因素、生活习惯等,往往是多种因素协同作用。

鼻咽癌早期症状

早期的鼻咽癌癌细胞局限在鼻咽黏膜的上层。尚未广泛侵犯深部组织,也没有发生转移,病人基本上没有症状。当癌变后,黏膜变为灰白色、粗糙、糜烂、破溃或出血。随着病情的发展,癌细胞向周围浸润扩散,癌肿造成破溃、出血,出现经常性的涕血,最常见的为吸鼻后痰中带血,或擤出带血鼻涕。开始为少量血丝,进一步发展可出现小血块,可出现单侧性鼻塞、耳鸣、耳闷塞感及听力下降等症状。还有些病人出现头痛,头痛常偏于病侧的颞、顶或枕部,多为间歇性,部位不固定。有时头痛可出现与耳鼻症状之前。持续两周以上单侧鼻塞、涕血,特别是晨起时鼻咽分泌物带血丝或小血块,鼻出血、耳鸣、耳闷、听力下降等;或经常持续性单侧头痛;或颈侧上方、颈后三角区有颈淋巴结肿大等均可能是鼻咽癌的警号。注意鼻咽癌的早期信号,并及时诊治能取得较好的效果。

◆鼻咽癌食疗方

1. 薏苡仁莲子粥。配料:薏苡仁 100 克,莲子 30 枚,大枣 10 枚,大米 100 克,白糖、清水各适量。制法:莲子泡开,剥皮取芯,水浸半小时,将薏苡仁、大枣、糯米淘净置于锅中,加清水适量煮沸,再加入莲子,以慢火煮至米烂,待莲子熟透后,加入白糖调味食之。用法:早、晚各一次。功效:清心解热,开胃进食。

2. 栗子糕。配料:生板栗500克,白糖250克。用法:生板栗加水煮半小时,冷后剥皮,再放在碗内蒸半小时,趁热放入白糖,拌匀成泥。把栗泥压成饼状即可。常服用。另,紫草根30克,每日1剂,煎水服。适应症:鼻咽癌,鼻出血明显。

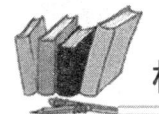

相关链接

发现妇科肿瘤的"蛛丝马迹"

早检查,早治疗,早预防。重视"血、带、块、痛",是妇科肿瘤预防之法。

血 不正常的阴道出血,如周期紊乱、绝经后出血、夫妻性生活后出血等,多由于子宫颈或子宫体(或是子宫内膜,或是子宫肌肉)发生肿瘤引起。卵巢肿瘤也可以引起内分泌变化而表现出月经紊乱和不正常出血。所以,月经是妇女健康的重要标志。除此以外的出血,都要究其原因。那么什么是绝经后出血呢?是指绝经一年后的阴道出血,不论出血量多少、持续时间多长,都是不正常的,不可轻视。夫妻生活后出血往往是点滴少量,也应重视,它可能是宫颈病变的主要症状。

带 指各种不正常的白带。脓性、血性、水样分泌物都是不正常的。脓性白带是感染之兆;血性可能毛病在宫颈;水样可能是输卵管的症状。

块 就是盆腔或下腹部的包块。当肿瘤很小的时候,不容易发现肚子里的包块。养成自我检查的习惯。在清晨,空腹,排完小便,平卧于床,略弯双膝,放松腹部,自己用双手在下腹部按触,由轻到深,由右及左,由上至下。如果有腹胀、腹痛、小便频仍、大便困难,可能有肿物压迫或刺激,应及时就医。

痛 下腹部、腰背部、骶尾部疼痛,性生活痛,要当心。疼痛有时是疾病的严重信号,或是肿瘤特殊情况下的"自我暴露"——肿瘤发生扭转、破裂、或者变性,妊娠期更易发生。

乳腺癌、宫颈癌、子宫癌、卵巢癌发现与预防

六种妇科疾病当心发生癌变

①宫颈糜烂:多由分娩、流产或手术操作损伤宫颈部,以及产褥期、经期不卫生及细菌感染而致病。②外阴色素痣:外阴皮肤上的黑色斑点,有的光滑、有的粗糙,有的可有毛发生长。外阴色素痣对性激素的刺激作用较为敏感,容易增大、变黑、恶变。据报道,40%～80%的恶性黑色素瘤发生于色素痣,尽早进行预防性切除,以防恶变。③子宫肌瘤:中年妇女常见的一种良性肿瘤,与内分泌紊乱有一定的关系,应密切观察和应诊,慎防发生恶变。④子宫内膜增殖症:虽属一种良性病变,但其中的腺瘤型者若增生程度严重,就有演变为子宫内膜癌的可能,应及时治疗。⑤乳腺增生症:虽为良性病变,但其中有一部分可转变为恶性。若发现肿瘤增长迅速、变硬或乳头溢出血性分泌物时,应去医院诊治。⑥葡萄胎:是恶变率极高的疾病。一旦确诊,及时进行手术治疗。

乳腺癌的发现与预防

乳腺癌属于较为浅表的肿瘤,早期诊断、治疗并不困难。检查

诊断方法包括:自我检查、医生检查、仪器检查等。其中自我检查是早期发现乳腺癌的重要手段之一。

30岁以上的妇女要学会自我检查,注意每次月经后的一周内自查乳房(怀孕和哺乳期也不能缺课),具体步骤如下:①洗浴后站在镜前检查,双手叉腰,身体作左右旋转状,从镜中查看两边乳房的皮肤有无异样,然后双手举过头顶,观察乳头有无异常。②坐着或站着检查乳房内部是否有肿块。将左手高举放在脑后,用右手去检查左侧乳房,此时右手手指要并拢,在乳头上方、锁骨下方按顺时针按摩,注意不要用指尖压或是挤捏。同样方法检查右侧乳房。检查完乳房后,用食指和中指轻轻挤压乳头,如果乳头出现少量带血的黄色污浊的分泌物,你绝不可忽视。经常自查腋下及锁骨区及淋巴结有无肿大。

养成每隔一到两个月自检一次的习惯。注意小结节、肿块和乳头溢液等早期表现。注意腋下浮肿。乳腺癌转移至腋下,有时候可在腋下出现大而坚硬的包块。

乳腺癌肿块生长到一厘米左右大约需要 5~8 年时间,所以通过乳腺 X 线照相、热图相、B 超等早期检查可发现。将几种检查方法的诊断结果进行综合分析,可提高诊断率。

◆乳腺癌的预防

①提倡亲自哺乳,哺乳可降低乳腺癌发病的危险性。对于哺乳期的妇女,在每次授乳时,应尽可能多地排出乳汁,这样一方面可以增加乳汁分泌,另一方面又可以减少上一次分泌的乳汁在乳房内滞留时间。②注意饮食结构和生活习惯,不吸烟、不嗜酒。适当节制饮食,避免过多地摄入脂肪。对乳腺癌根治术后的患者,如果尚处于生育期,应注意避孕,因妊娠期会促进乳腺癌的复发和扩散。③体育运动、不超体重。通过身体锻炼,保持适中健康的身材,能够承受压力,心情要稳定。

发生乳腺癌的部位：若把乳房用十字形分成4个部位，再把乳房中央部位作为第5个部位，乳腺癌在上方之外侧即在最接近腋部的地方发生率最高。继之，则为中央部位、上方内侧，而下半部之发生是较少的。无论乳腺癌发生在乳房的左右任何一边，此种现象均一样。

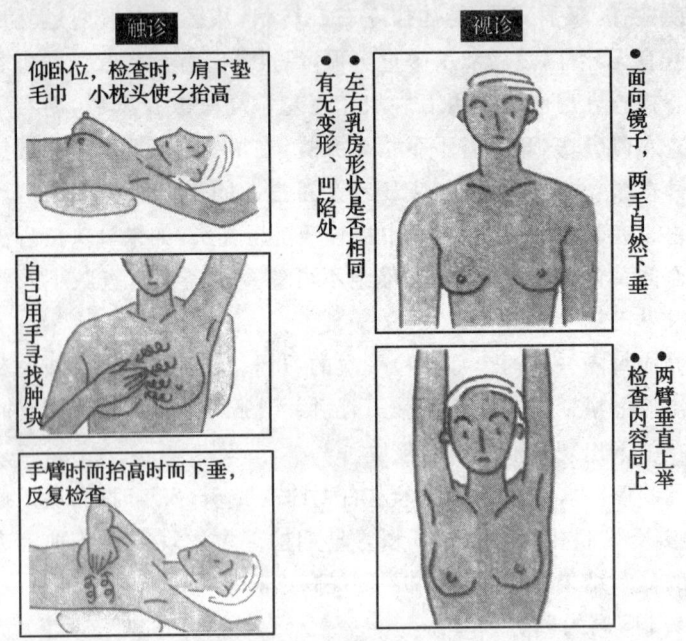

◆乳腺癌食疗方

猪血粥。配料：猪血100克，大米50克，枸杞子15克，食盐适量。制法：将大米与猪血煮粥（1小时），煮熟时加入葱花、食盐食用。功效：补血止血。用于乳腺癌红、白细胞下降。

宫颈癌的发现与预防

若能做到早发现、早诊断、早治疗，其治愈率是较高的。宫颈癌的多种信号：①最先出现的症状常常是"接触性出血"。指的是在性交、妇科检查及便秘患者用力排便后有少量的阴道流血。由于这种症状也可见于宫颈糜烂及宫颈息肉,因而易被忽略。②白带异常增多。白带稀薄如淘米水状,由于癌组织感染坏死,分泌物中带有强烈臭味。③下腹痛、腹胀、下坠、阴道排液等。

◆宫颈癌的预防:①适当节制性生活,月经期和产褥期不宜性交,杜绝多个性伴侣。②预防并治疗宫颈糜烂和慢性子宫颈炎等症。分娩时如有裂伤,应及时修补。③凡是有过性生活的女性,不论年龄大小,都应该每年定期接受一次宫颈防癌涂片检查。整个受检过程均不会感到疼痛或不适,简单而有效。④男方有包茎或包皮过长者,性生活前应清洗,最好做包皮切除术,不仅减少妻子患宫颈癌的危险,也能预防阴茎癌的发生。

◆宫颈癌食疗方:党参枸杞汤。配方:党参10克、当归20克、枸杞20克、桂圆20克、茯苓20克、桑寄生30克、赤小豆100克、猪排骨150克,食油、盐、葱、姜、蒜各适量。制法:把药材洗净用纱布包好与排骨炖2小时。用法:每日一剂,分2次喝汤。

子宫癌、卵巢癌的发现与预防

子宫癌早期并无明显病症,当肿瘤日渐增大,病人可能会出现阴道出血、腹痛等症状。由于九成的患者都曾出现阴道不规则出血或闭经后突然再出血等情况,因此,闭经后的妇女若发现阴道出血,无论血量多少、颜色深浅,都应尽快到医院探究病因。抽烟、酗酒、服用类固醇,免疫力较差,易患子宫癌。

有性生活的妇女,每年到妇产科医院,做抹片检查,及早发现前期病变,及早治疗。抹片检查的方法比较简便,只要从子宫颈轻取少量细胞组织,就能得出检查结果。洁身自爱,不要有多个性伴侣。性关系愈复杂(或另一半的性关系复杂),感染子宫颈癌的几率就愈高。

◆子宫癌食疗方

①鲜藕柏叶汁。配方:鲜藕250克、侧柏叶60克。用法:将其捣汁,凉开水冲服。功效:凉血止血。阴道出血,量多色赤,或有低热等血热证者。②猫耳草煮鸡蛋。配方:猫耳草100克,鸡蛋3个。用法:加水同煮,鸡蛋熟后敲破壳再煮4小时。日服3次,每次吃蛋一个,连汤服。功效:清热解毒。③白果冬瓜子汤。配方:白果10个、冬瓜子30克、莲子肉15克。用法:水煎温服。功效:健脾利湿,止带。适应症:子宫癌及带下过多。

卵巢癌的发现与预防

卵巢癌被认为与高脂、高蛋白进食过多,还与吸烟饮酒有关。脂肪摄入过多可使女孩的初期月经提前,不到14岁即有初潮者,较18岁以后初潮者卵巢癌的发病高4～6倍。由于卵巢藏在盆腔里,早期卵巢癌的诊断比较困难。卵巢癌常见的最初症状是下腹稍有不适,类似消化不良的症状。绝经后妇女卵巢增大可能是卵巢癌的早期信号。要提防卵巢癌的产生,最好每年做一次腹部或阴道B超,以发现初发的卵巢囊肿。

女性进入更年期后,由于卵巢机能减退,体内雌激素合成与分泌不足会导致脂肪和胆固醇代谢失常,使绝经女性血脂和胆固醇升高,易患疾病。而大豆异黄酮能有效阻止癌细胞的增殖,促使癌细胞死亡。常喝豆浆、常吃豆腐等豆制品,少食肉类食品,有益于预防卵巢癌。

有研究显示,女性在可生育的年龄,每周若运动4小时以上,患癌的机会便减少40%。原因是运动能减少在身体循环的雌激素、增强免疫系统。

(注:以上治癌症的方剂,仅供参考,请在医生或医学专家的指导下酌情使用。)

下篇 养生有道 保养有法

第十一章

人体五官的保养
——让你年轻而有为

梳头可养生

梳头可通畅血脉、祛风散湿。中医认为，人的经络遍布全身，调和气血，要靠这些经络起传导作用，而人的头顶有"百会穴"，经络汇集头部，通过梳头起到促进经络疏通，防治头痛，滋养和坚固头发的作用。苏东坡曾说："梳头百余下，散发卧，熟寝至天明"。

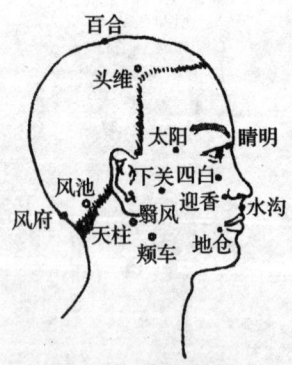

头面、颈项部常用穴位

保健专家主张"日梳五百不嫌多"。民间有"晨梳三五回,下午再梳一回"的做法。一回为两分钟,两分钟左右的时间梳100次左右。梳子齿与头发频繁接触产生的相互感应,使气血流畅,从而增强人脑的新陈代谢,延缓人脑的衰老。

上班族可以在工作间隙,用手指头代替梳子,十指微屈,以指肚代梳,从前额到后脑,从太阳穴到头顶进行梳理,每次梳百十下,动作宜轻柔。有明目、祛风、降压作用,并减少脱发、白发。

如有条件,可全头梳。不论头中间还是两侧,可从额头的发际一直梳到颈后的发根处。每个部位梳50次以上有功效,以自己感觉舒服为准。时间以早晨最佳,因为早上是人的阳气升发之时。

梳子以牛角梳、玉梳、木梳为好。木质以黄杨木梳为佳。建议你口袋里放一把小梳子,有时间便"修理修理",是健脑的好办法。

按摩耳朵好处多

经常搓揉耳朵可以健脑醒神。"耳朵是缩小了的人体身形"。耳朵的各部位与人体内脏器官存在着生理性的内在联系。下面是几种常用的按摩耳朵法,经常为之,可以促进耳部血液循环,对缓解耳鸣、耳聋有一定的作用。

● 耳朵按摩操

拧耳朵:食指轻轻插入外耳孔,来回转动各20次,用力要均匀,速度不宜过快,严防损伤皮肤,不要双耳同时进行,一般先左后右进行。

揉耳郭:掌心面对耳郭,顺时针揉动20次后,改为逆时针20次;然后换另一个耳郭,依次进行。早晚各做3次,揉动时用力不要过猛,以双耳郭发红为好。

捏耳屏：耳屏亦称小耳朵。以拇指、食指不断挤压放松耳屏，左右耳屏同时进行，每次20～30次，捏时不要用力过猛，以双耳屏发红为好。

按耳郭：掌心面对耳郭，向内耳方向轻轻按下，然后轻轻松手，反复进行，初时每次3～5分钟，以后可增加到5～10分钟，早晚各两次。

● 搓揉耳朵操

做法：以右手从头上引左耳16下（即右手绕过头顶向上拉左耳），再用左手从头上引右耳16下；可交替进行若干次——搓到耳部发热、发红为止，自我感受耳朵舒服，不疼痛为准。

手掌揉搓是：用同侧的手掌，伸直紧贴在耳朵上，力量适中，先按顺时针，再按逆时针方向，反复地揉搓；或用拇指按于耳背，食指按于耳郭内侧上下反复揉搓均可。按、压、揉，以两耳发热，外观发红为度。需要注意的是，开始时动作要慢，时间宜短，待逐渐适应后，可加快搓揉速度和延长搓揉时间。

具体做法

①揉耳垂。两手拇指和食指分别捏住耳垂，揉搓一次，轻轻将耳垂向下拉一下，反复32次。这样做可疏通全身气血，防治动脉硬化，对神经衰弱、眼疾、感冒有疗效。②触耳孔。两手食指分别塞进左右耳孔，正、反方向转3圈后，往里轻捅，随即拔出，反复16次。能防治耳鸣、眩晕、头痛、牙龈肿痛，增强听觉功能。③震耳。两手掌心用力按压左右耳孔，其余四指压后脑骨不动，掌心一按一松，反复32次。其作用同耳孔。④搓"降压沟"。耳朵后部上方三分之一的斜凹处即"降压沟"，两手拇指分别沿两耳降压沟上下斜搓32次。可降低高血压。

● "鸣天鼓"

如果耳朵中的鼓膜老是不动就会老化，听觉也就不灵了，所

以,古代养生家主张经常使耳道鼓气,以使耳膜震动,称之为"鸣天鼓"。具体做法是:用两手掌心紧紧地按住两耳孔、五指置于脑后,然后用两手中间三指轻轻叩击后脑部数十次,或用两手食指各压在中指上,再用食指向下滑弹后脑部数十次,然后两手掌按住耳孔,再骤然放开,可连续开闭几次。在做"鸣天鼓"运动时,要自始至终闭目养神,手法由轻至重;如感觉良好,可坚持长期做下去,能收到强壮元气,醒脑明目、防治耳病之功效。

按摩搓耳简便易行,利用起床、洗脸、午休、饭后等时间均可进行,每天一至三次,关键在于长年坚持。注意:中耳炎即耳廓破溃者、先天性耳聋者勿用上述方法。

叩齿(咽唾液)、擦面部、揉太阳穴

● 叩齿咽唾液

叩齿就是上牙、下牙相互叩击的一种自我保健法,民间俗称"叩天钟",有"朝暮叩齿三百六,七老八十不落牙"之说。一般来说,长寿之人牙口好,胃口也好。

常叩齿能增强牙周组织结构的坚韧性,促进牙龈及面部血液循环,使牙齿坚固,防止牙病。从而增强局部气血运动和局部经络畅通,达到强肾固精,平衡阴阳的作用。做法:精神放松,口唇微闭;心神合一,默念叩击;先叩白牙,再叩门牙;轻重交替,节奏有致。终结时,再辅以"赤龙(舌头)搅海,漱津匀吞",效果更佳。平时工作繁忙的人士,可以利用饭后刷牙后的数分钟,做一下"叩天钟"。每天三餐饭就能叩三次牙,每次叩击三五十次,如能长期坚持下去,必见成效——关键在于要有叩齿的习惯。

唾液是由人体的津液所化生,唾液具有杀菌、健齿、助消化的

功能；唾液能消除从氧气和食物中产生的对人体有害的自由基。细嚼慢咽能长寿，狼吞虎咽易患病。如果每口饭咀嚼30次，就可以消除大部分有害物。唾液有防癌效果，有"天然抗癌剂"的美称。民间有"日咽唾液300口，使你活到九十九"的说法。

●擦面部、揉太阳穴

两手搓热后，中指头放在鼻子上，用中指带动其他手指，沿鼻子两侧自下而上，擦至额部向两侧分开，再沿两颊轻轻拂下，反复擦30次左右。常擦面部有润泽颜面，减少面部皱纹和醒脑、降压的作用。在擦面部的同时，揉揉太阳穴锻炼，能达到健脑提神、消除疲劳的作用。用双手中指（或双手拇指）按揉太阳穴。此穴位转圈揉动，顺揉7至8圈，然后再反揉7至8圈，反复做几次。对患有偏头痛、月经痛、伤风感冒等有较好的疗效。按揉太阳穴因人而异。老人和小孩手法不宜太重，青壮年手法可适当加重。如果头部皮肤有破损或感染，则不宜按揉。每天临睡前及早晨醒来时，擦面部、揉太阳穴效果更佳。

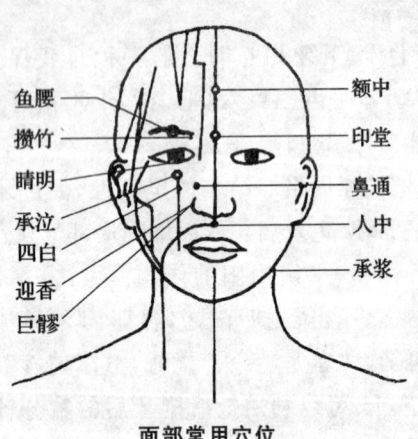

面部常用穴位

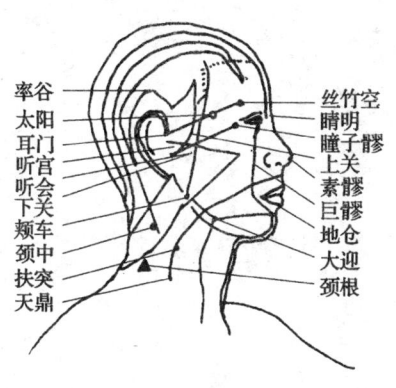

头、面、颈部穴位图(侧面)

●常叩头部抗衰老

擦鬓角:用双手食、中、无名指的指肚在鬓角部位上下反复擦16次,要用力擦至头发根为好。

梳发:双手五指分开,用指甲端由前发际梳向后发际,反复梳理16次。操作时手指要稍用力,要求手指肚触及皮肤。

推发:两手虎口相对分开放在耳上发际,食指在前,拇指在后,由耳上发际推向头顶,两虎口在头顶上会合时捧发上提,反复推发16次,操作时稍用力。

叩击头部:双手五指分开成半屈状,用指端由前发际向后叩击,反复叩击32次,叩时要用力均匀并稍用力。

拍击百会:用右手(左手也可)五指并拢,拍击百会穴32次。要求手掌动作半起半落,力量尽可能均匀。以上五个动作,坐、站均可。长期坚持必能见效。头部不适者不宜。

相关链接

食疗可治少白头

黑芝麻粥 黑芝麻30克,大米60克。先将黑芝麻淘洗干净,晒干后炒熟研碎,与大米兑水煮粥。每天一次食用,连食15天为一疗程。间隔5天再进行下一疗程。对"少白头"的白发变黑有良好作用。也可与海带放在一起煮食。

仙人粥 何首乌30～60克,红枣5枚,红糖10克,大米60克。先将何首乌放入小砂锅内,煎取汁液,去渣后放入淘洗干净的大米和红枣,加水适量煮粥,粥熟后加入红糖即成。每天一剂,分两次食用,连食7～10天为一疗程,间隔5天再进行下一疗程。适用于须发早白和头发枯黄的人。大便溏泄者不宜食用。

枸杞子汤 枸杞子9～15克。煎汤、炖食、浸酒均可。长期服用,对肝肾亏损、头目昏花、头发早白有疗效。

消除上眼皮浮肿的指压按摩

上眼皮浮肿的原因大致有三:一是突发性的,如熬夜、失眠、流泪多、睡前喝水多。一般来说,只要睡眠充足、心神安定,就能很快得到改善。二是由于生理因素所引起,如脾胃功能不好、水分代谢不良等。三是有时间性的,可分为阳水肿及阴水肿。阳水肿是天亮醒来即由眼部开始往下浮肿,到黄昏时即消肿;而阴水肿则是指中午12点后从脚趾开始浮肿,到黄昏时分渐进肿到腿部甚至眼部,隔天天亮才消肿。前者是由于肺部水分不下行所致,而后者是由于脾、肾虚弱,不能化水所致。

①指压消肿:以眼眶内侧骨边的消肿效果为佳。分别指压眉头部位的"攒竹穴"、内眼角下方的"睛明穴"和"承泣穴"。此外,也可以采用顺时针方向,顺着眼眶骨边际内侧进行按压,在逆时针按摩回去。按到特别酸痛的那一点,就是阻塞最为严重的地方。每个穴点指压6~8下,在指压酸痛程度减轻时就可以停止。

②后续动作:眼部是脆弱的部位,指压过后要以指尖做轻拍补气的按摩。拍打时,食指、中指、无名指三指并拢,指尖平行于眼眶骨边,从眉头开始以顺时针方向旋转360度轻拍,拍完后再用这三指轻轻地在眼眶周围画圆圈。

眼部指压、按摩,促进了眼部血液循环,不但可以消除眼部浮肿,还有淡化眼角皱纹、预防眼尾下垂、减缓眼部老化的功效。

无论眼部浮肿的原因何在,都可通过眼部指压、按摩来达到眼部消肿的目的;但是,如果是甲状腺机能亢进所引起的眼睑肿胀及眼肌衰弱,指压按摩就达不到预期的效果。

消除眼袋浮肿的指压按摩

眼袋浮肿最主要的成因是人体内水分代谢(消化功能)不良。随着年龄的增长,中老年人的脾胃机能渐渐减弱,便开始出现皮肤松弛、眼袋浮肿等现象。

①指压消肿:位于瞳孔正下方、下眼睑1/2处的"承泣穴"和瞳孔正下方、目下一寸处的"四白穴",按摩这两个穴道。承泣穴:用中指轻按,待指力下达0.5厘米处,再往下15度角的方向往内轻

勾。四白穴:垂直按压即可。按完承泣穴、四白穴之后,左、右两边眼眶骨边也要进行按压。一个穴位按压10次。

②后续动作:按压完之后,要轻拍下眼睑指压过的地方。若指压方式正确,你会发现经过指压的那一边就会消肿。指压时要有"得气"的感觉,也就是麻、胀、热、痛才有疗效。

消除双下巴的指压按摩

下巴上多出一层肉,形成赘肉的主要原因:缺乏运动,脂肪过多,肥胖而肌肉松弛,经络阻塞,形成浮肿。指压按摩可以消除双下巴。

①指压按摩:下颌骨的骨侧边缘是消除下巴赘肉最有效的部位。四指并拢,指尖朝上。指压时四指轻轻地往上顶。②下巴伸展:眼睛直视下方,下巴尽量往下伸展,最好能碰到胸前。然后,脖子再尽量抬举,停留2~3秒。③点头运动:肩膀保持不动,脖子慢慢向左转,转到无法再转为止,然后尽量向下点头。左右各3下。④颈部回转:依顺时钟方向颈部由左至右划一个大圆圈;然后逆时钟方向,由右至左大回转。动作要轻缓,不可过猛,以免扭伤脖子。脖子的转动牵引,在一收一放、一紧一松之间,促进了气血循环,减少了赘肉。

要想达到理想的效果,消除双下巴的指压按摩,最好每天都进行,成为一种生活习惯。常咀嚼口香糖,亦可消除双下巴。

护养眼睛小办法

1. 常用电脑之人,最好每天有意识的眨眼 300 次,有助于养护眼睛。连续使用电脑后 1~2 小时,应将眼睛移开电脑,闭眼休息几分钟,可缓解眼睛疲劳。可以喝杯茶,或用双手轻轻按揉眼眶周围,让双眼得到充分的调节和休息。

注意:白内障患者手术后不能做眼保健操和眼球按摩,因为按摩存在着对眼球外加压力,倘若过猛会导致刀口裂开或晶体错位。

2. 尽量远眺,在休息时,尽量让眼睛看看远处。登高远望是对视力调节的最好方式。只有远近视野不断地交互变换,才能保持眼内调节肌肉的舒缩灵活而不僵化。人们的日常工作、学习、读书都是近距离。室内灯光,特别是电脑、游戏机、电视荧屏对视网膜均有损害,而原野、森林、草地的自然绿色适宜于人的视觉,到大自然中去踏青、远望,对视力的恢复大有好处。

3. 放风筝,对预防近视有功效。近距离、长时间用眼引起眼睛睫状肌紧张,是造成近视的主因,放风筝正好让眼睛专注凝视远方,是很好的眼球调节运动,向上看远处,正可促使睫状肌放松、休息。

4. 冷水湿毛巾敷眼。有一位老先生常被眼睛干涩所困扰,尤其是晚上看报纸时,非得用上眼药水才能将报纸看完,有时还要滴上两回。后来,这位先生根据眼睛喜凉的特点,用冷的湿毛巾捂住双眼,结合眼球转动,然后再按摩双眼,结果发现这一自创的疗法还有效。读书看报时摆脱了眼药水,眼也不干涩了。

具体做法

用冷水将毛巾浸透,然后稍拧两下,使毛巾不滴水,但尽可能多的含水分。再折成四折,稍用力捂住轻闭的双眼,让眼球在毛巾的压力下先以顺时针转 30 下,在逆时针转 30 下。然后将毛巾翻个面,仍捂住双眼,用双手的食指和中指在毛巾上稍用力按住眼球并顺时针按摩 30 下,再逆时针按摩 30 下。完毕后将毛巾拧干,再捂双眼片刻,吸干脸上的水分即可。如能坚持此法,必见效果。

湿毛巾敷后脑勺。将毛巾用冷水浸湿,放在小脑上(枕骨左右,俗称后脑勺),可两侧同时敷或左右交替敷,毛巾重复浸水数次,每次进行 3 分钟。能起到醒脑、提高反应和思维能力的效果,对高血压引起的头晕也有效。

有益于眼睛的食物

含有蛋白质的食物——瘦肉、鱼虾、奶类、蛋类等。

含有维生素 A 的食物——胡萝卜、苋菜、菠菜、韭菜、青椒、红心白薯以及水果中的橘子、杏子、柿子等。缺乏维生素 A,严重的时候容易患夜盲症和干眼病。

含有维生素 C 的食物——各种新鲜蔬菜和水果,以青椒、黄瓜、菜花、小白菜、鲜枣、生梨、橘子等含量高。维生素 C 是组成眼球水晶体的成分之一。

含有维生素 B 的食物——芝麻、红枣、大豆、鲜奶、麦芽等。维生素 B_1 不足,眼睛容易疲劳;维生素 B_2 不足,容易引起角膜炎。可以多吃些枸杞子。

含钙量高的食物——如豆类、虾皮都比较丰富。烧排骨汤、糖醋排骨等,可以增加钙的含量。钙具有消除眼睛紧张的作用。

◆枸杞子配方：①枸杞子加菊花：用热水冲泡饮用，清肝明目。②枸杞子加绿茶：具有清热、消除眼涩和因熬夜出现的黑眼圈。③枸杞子加米，煮成粥后，加入白糖（或红糖），治疗视力模糊及流泪。

◆明目茶：白菊花、决明子、槐花各10克，煎水代茶饮。有清肝明目、润肠通便、降血脂、降血压的功效。

清洁湿润鼻子可防病

鼻腔是肺的过滤器，不停的呼吸。但是，作为人体与空气打交道的第一关口，鼻子时刻遭受着污浊空气的侵扰。鼻腔在污染、干燥的情况下，鼻纤毛的运动就会受到阻碍，鼻腔黏膜上会沉积大量污垢和细菌，引发鼻炎等炎症。据调查，在病毒性流感、上呼吸道感染疾病中，80％是忽视鼻腔清洁引起的。保持鼻腔卫生的方法：

保持合适的室内温度、湿度。进入有空气污染的环境时采取适当的保护措施，如：戴口罩、防毒面具等。

先洗净双手，然后清洗鼻子，常使鼻子保持湿润。鼻腔最常见的症状就是脏和干，"对症"方法就是清洁和湿润，能预防和减缓各种呼吸道感染和鼻腔炎症的发生。起床后用洗脸的温热毛巾，轻捂口鼻呼吸数分钟；也可以用冷水直接清洗鼻子。提倡冷水洗鼻，尤其是早晨洗脸时，顺便洗几次鼻，可改善鼻黏膜的血液循环，预防感冒及呼吸道疾患。最好每天早、晚各一次（早上起床后洗脸前和晚上睡觉前），如遇生病引起鼻腔分泌物增多时，要随时清洗鼻腔内各种病毒。

经常按摩鼻部。方法是用两手拇指外侧相互摩擦，有热感时，用双手拇指外侧沿鼻梁、鼻翼两侧上下按摩30次左右，接着，按摩鼻翼两侧的"迎香穴"15～20次（迎香穴在鼻唇沟中，鼻翼外侧缘旁0.5厘米)。手法由轻到重,但不要损伤皮肤。在早晨起床前,晚间睡觉前各按摩一次,其他空闲时间也可进行。此法可疏通经络,增强局部气血流通,加强鼻的耐寒能力,可有效预防感冒和鼻病,亦能治疗伤风,鼻塞不通。注意:按摩前,洗净双手。

掌握正确(擤鼻涕)的方法,可用手绢或纸巾轻轻遮住两鼻孔外口,用适宜力度向外(擤)出。避免将异物或污染物塞入鼻腔;保持鼻腔干净。不要用手抠鼻子,不要揪鼻毛。损害鼻毛和鼻黏膜不但会影响鼻功能,引起鼻腔内化脓性感染,而且还可能引起颅内和耳的疾病。

洗鼻子别太勤。洗脸时,顺便清洗一下鼻子,可保持鼻腔卫生;但是,洗鼻子不可过勤。洗鼻子太勤,容易损害鼻纤毛,导致鼻腔过滤空气中脏物的能力减弱;如有条件,最好用生理盐水或茶水洗鼻子。

 相关链接

看脸色知疾病

人体表的毛病反映出人体内部脏腑问题。古人云"望而知之谓之神,闻而知之谓之圣,问而知之谓之工,切而知之谓之巧"。

"入门休问荣枯事,气色一观便得知"。面者,色之英也。内经以"十二经脉,三百六十五络,其血气皆上于面,而出空窍",故面色之正邪,可鉴于五脏六腑,反映出气血经络的运行。望面色可以查病源。

正常人的面色是红黄隐隐,明润含蓄,是人在正常生理状态时

面部的色泽。但是由于体质禀赋不同,所处地域不同,有人可能偏红、偏白、或偏黑,这些均属常色范畴。病色是指人体在疾病状态时的面部色泽。病色的出现,不论何色,或晦暗枯槁,或某色独见,皆为病色。

科学研究证明,人体的内脏器官都与面部的不同部位有特定联系。"鼻者,肺之官也;目者,肝之官也;口唇者,脾之官也;舌者,心之官也;耳者,肾之官也"。(《灵枢·五阅五使篇》)这说的就是:鼻子与肺部相关,眼睛与肝脏相关,口唇与脾脏相关,舌头与心脏相关,耳朵与肾脏相关。内脏机能的好坏会在人的面部反映出来,因而通过观察人的面部情况,就可以判断健康状况。

1. **黑色**:主肾虚,寒证,痛证,淤血

颧与颜黑为肾病;眼圈发黑、眼神无光则是肝肾负担太重。月经不调,失眠或肝郁气滞;面黑而手足不遂、疼痛,往往是寒痹、关节炎的表现。

脸颊发灰说明身体缺氧,肺部功能不佳,应多去户外散步、慢跑并补充蔬菜水果,增加蛋白质、矿物质和粗纤维的摄入。

2. **黄色**:主虚证,湿证

面色淡黄,枯槁无光,多属脾胃虚弱,消化系统病变,如消化不良,胃炎,溃疡病,结肠炎等;若面目俱黄,提示有肝胆疾患,如黄疸性肝炎,阻塞性黄疸,胆道结石,肝硬化,胆囊癌等。

3. **白色**:主虚症,寒证,脱血,夺气

面色苍白,多为气血不足,体虚衰弱之人,尤常见于肺虚和虚寒之人,同时伴有呼吸气促,畏寒乏力;妇女面白,常见于月经过多,或崩漏带下;面色苍白,又见于消化道出血,或外伤出血;惊吓,虚脱,休克,常有面色苍白,汗出肢冷等表现。嘴唇苍白见于贫血,消化系统功能紊乱,或内分泌功能不全等;呈紫色者是肺病,黑色的人肝脏患疾,发热的人是红色。

4. **青色:主寒证、痛症、淤血和惊风**

面唇青紫,多见于脾胃受寒,肠痉挛;小儿高热惊风,多在眉间、鼻柱、口唇四周显现青色;慢性风湿性心脏病、冠心病的病人,可见面色青灰,口唇青紫;妇女面青,多见肝郁气滞,情志烦躁,少食多怒,乳腺增生,月经不调等。

5. **赤色:主热证**

若两颧潮红,低热、咯血,则是肺结核的表现;慢性风湿性心脏病(二尖瓣狭窄)的病人,表现为两颧部紫红色,通常称"二尖瓣面容"。

常饮酒,或吃过多的甜食,易在鼻尖上形成红色血管(酒糟鼻);如果整个鼻子通红,那就是心肺负担过重了。

第十二章

人体四肢的保养
——让你精神抖擞

人体六处转一转

头 转头可有效地锻炼颈部肌肉和关节,增强其功能,促进颈与头部血液循环,增强头部的供血能力,对防治神经性头疼、失眠、颈椎骨质增生有明显的疗效。颈椎病、动脉硬化者,不可快速猛烈地转头。

目 经常转目能增强眼部肌肉活力,缓解视力疲劳,防止近视及视力衰退。"眼睛指压法":双目紧闭,用中指按住上眼睑向上轻提,连作3次;然后用中指将下眼窝向下按3次;再用左右手的中指,从左右外眼角向太阳穴,再经太阳穴向耳边按摩,反复若干次,能消除眼睛的疲劳。常打乒乓球,既锻炼了身体又运动了眼睛。

肩 转肩对防治肩部风湿疼痛和肩周炎等疗效明显,对于改善心肺功能有一定的帮助。

腰 转腰能锻炼腰部的各处肌肉和腰椎各关节、骶髂关节、髋关节。坚持常年转腰对防治慢性腰肌劳损、风湿性腰痛、腰椎间盘突出、坐骨神经痛等有较好效果。

膝　转膝可增强膝部关节、踝部关节和腿部肌肉的力量,对防治膝关节、风湿性关节炎、下肢静脉曲张及小腿抽筋等症状有效果。

踝　转踝可以增加关节的灵活性,间接刺激足踝旁的经穴,对胃肠、心、肾疾病均有防治作用。

以上转法,因人因时而定,长期练习,受益匪浅。还可进行以下动作:

下蹲　经常做下蹲的腿部锻炼,每次可以在30次左右,然后逐步增加次数。这种锻炼能消耗脂肪,减少患冠心病、动脉硬化的危险。

拍胯　用腰带动转身,肩膀放轻松,手臂像拨浪鼓一般左右摆动,拍打双胯。勿用力拍打,以免拍伤。

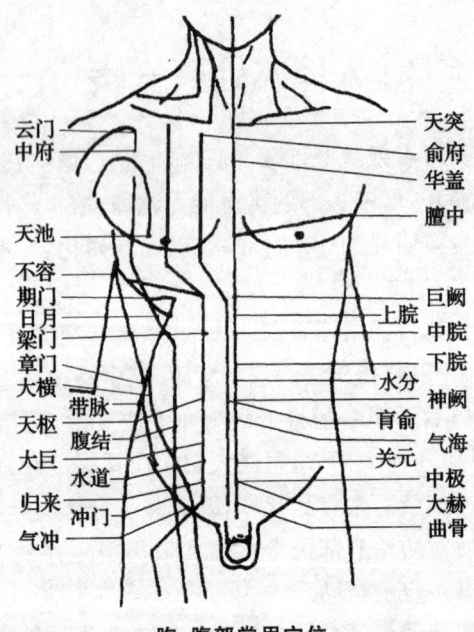

胸、腹部常用穴位

健身强体的"拍打法"

拍打双肩 经常拍打双肩,可防治肩关节周围炎、老年性关节僵硬等。用右手掌拍打左肩,再用左手掌拍打右肩,交替拍打各100下左右。

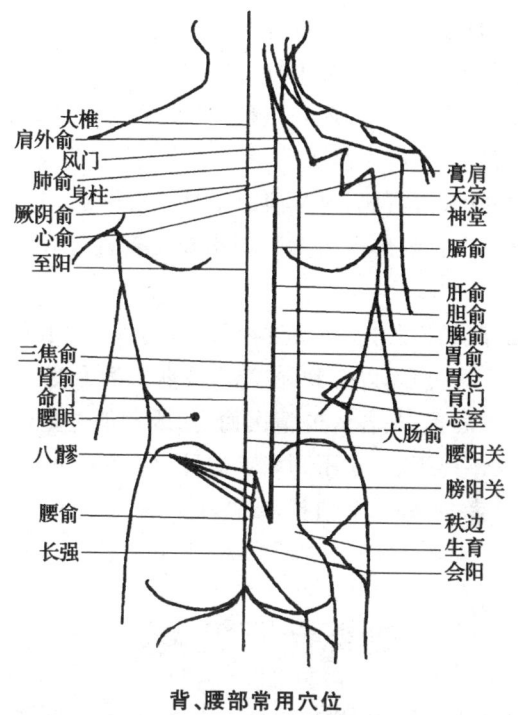

背、腰部常用穴位

拍打腰腹部 以腰为轴,前后转动带动双手,右手拍打左侧腹部,左手拍打右侧腰部,然后,左手拍打右侧腹部,右手拍打左侧腰部,左右拍打上中下腹部或腰部100下左右。经常拍打腰腹部,可防治腰痛、腰酸、腹胀、便秘、消化不良等疾病,也可使腰肌灵活,防止扭腰岔气。劳累时拍打,可有舒筋解乏的作用。

拍打胸背部 双手半握拳,先用左手拍打右胸,再用右手拍打左胸,先由上至下,再由下至上。左右胸各拍打100下左右。拍打完胸部后再拍打背部。手仍握半拳,左手伸至头后去拍打右背部,然后用右手拍打左背部。每侧各拍打100次。经常拍打胸背部,有助于防治呼吸道及心血管疾病,还可防治肌肉萎缩,增强肺活量。注意:有心、胸疾患者勿拍打。

拍打头部和腿部 经常拍打头部能防治头痛、神经衰弱、面神经麻痹等症,有增进记忆和明目健脑的功效。拍打腿部可保持肌肉的弹性和张力,预防风湿关节炎的发生。用左手掌拍打头部左侧,右手掌拍打头部右侧,再从前部拍打到后脑部,来回各拍打50下左右。然后拍打腿部。由大腿至小腿反复进行,每次3至5分钟。

拍打面部(拍打脸) 有益健康,但时间不宜过长(三至五分钟即可),用力不可过猛,以感到脸发热,皮肤红润为度。

拍打时的轻重,视各人的情况而定,既不能过重,使有关部位受到损坏;又不能太轻,达不到锻炼的目的。有皮肤损伤、脑疾、溃疡,身体不适者,最好不要拍打,或遵从医嘱。

勤练器官防衰老

经常锻炼人体器官,能延缓身心衰老,使自己看起来比实际岁数年轻。

大脑锻炼 脑的功能不只是记忆和学习,还能调节激素分泌、内脏功能、皮肤毛发生长等等。虽然脑神经细胞会不断衰减,记忆

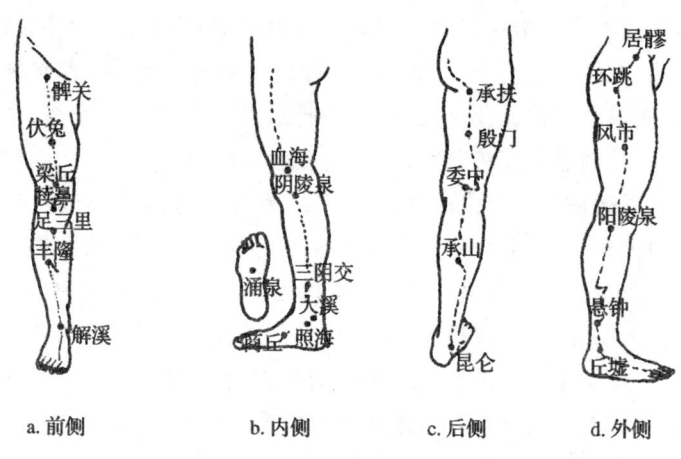

a. 前侧　　　b. 内侧　　　c. 后侧　　　d. 外侧

下肢常用穴位

力在40岁以后开始衰退,但大脑的好坏跟脑神经细胞的多寡没有多大关系,关键在于勤于用脑。脑越用越发达,努力学习新知识,接受新事物,就能不断刺激脑功能,就不容易老化,人就显得年轻。

心脏锻炼　只有增强心血管功能,才能防止高血压和心肌梗死等病变。通过体育运动,经常锻炼心脏,尤其是有氧代谢运动,动脉血管的弹性就会增大,伸缩性增强,血液就能顺畅地输送到体内各组织器官。血管若失去弹性,心脏负担会加大,血压就会升高。

肌肉锻炼　一个40岁的人肌肉年龄可能是60岁,也可能是30岁,这主要看他平时是否坚持锻炼身体。锻炼肌肉最有效的方法就是体育运动,只要运动方式和强度适当,就能使肌肉变得结实而丰满,皮肤也会因新陈代谢正常而变得润泽而富有弹性。

骨骼锻炼　女性骨质的骨盐含量在20岁左右达到巅峰,一直维持到30岁左右,之后便慢慢减少,到50多岁停经时骤减,骨盐量一少,骨骼结构就变得疏松起来,以致五六十岁的人怎么也表现不出二三十岁的挺拔身材。影响骨质最重要的因素是女性激素。因此,妇女停经后骨质受损极大。即使未到停经时期,若减肥节食,骨质也会受损。预防之道是:进行适度的运动和日光浴,常吃奶制品、豆制品等高钙食物以及深色蔬菜、水果。

头发锻炼 每个人的头发约有10万根,每根寿命4～6年,每天大约掉50～70根,两三周后掉落的发根会长出新的头发。20岁左右头发生长周期最正常;35岁以后生长周期开始紊乱;40岁以后头发明显变少,发质变差。而经常染发、烫发对头发及头皮伤害很大,使发质变得更差。保持健康秀发有效的方法是注意饮食营养,经常梳头、按摩头皮,还要慎选洗发用品。

谷道锻炼 撮谷道就是做收缩肛门的动作。其具体做法概括归纳为"吸、舔、撮、闭"四字诀。即放松全身,将臀部及大腿夹紧,配合收气吸气,舌舔上颚,向上收提肛门,稍闭气,然后慢呼,全身放松。撮谷道可以促进肛门血液循环,防治静脉淤血以及由此而引起的内痔、外痔、裂肛、脱肛、湿疹、便秘等毛病;同时对预防下肢静脉曲张等慢性疾病有效果。建议每天早晚各坚持收(提)缩100次,每次2至3分钟。工作繁忙者,可利用每天大便时间,顺便做一做收(提)缩肛门的动作。

可敲可打的健身锤

用健身锤轻轻敲打身体的各个部位,感到筋骨轻松。健身锤有弹性,操作方便,所以受到不少老年朋友的青睐。

健身锤操作方法

一是敲打的手法要因人而异,可轻可重。对于皮肤较厚部位的穴位,如腿部、背部可以重些,对手背、脚心等可以轻些。对于身

体胖的人来讲,手法可以重一些,反之则轻点。二是敲打的时间可长可短,一般掌握在半小时到一小时之间。有的部位可长一点,有的部位可以短一点,自我感觉舒畅即可。三是敲打的部位可多可少,但一些穴位最好能敲打到,如:足三里、涌泉、合谷、列缺、大椎等。经常击打背部可以提高免疫力。俗话说"常捶背,活百岁",击打背部,能起到舒经通络、调和气血的作用。四是敲打的姿势可躺、可坐、可站,可以在散步、聊天、看电视时敲打。五是敲打时以自己为主。因为别人掌握的手法和轻重不均,自己敲打轻重有数,操作有序。敲打时要平心静气,既不可草率敲打,也不可急躁从事,自我感到舒适为度。六是不可盲目推崇健身锤。健身锤只是健身防病的方法之一,它不能代替药物,也不能完全代替其他的锻炼。

手掌旋转健身球

健身球有核桃球、木球、大理石球、空心铁球、实心铁球等。手掌旋转的健身球一般是一对的,也有三个的。先练时用轻球。等五指灵活后,选择能覆盖手掌的双球,这样能接触更多的穴位和经络。在手掌旋转球时,除了五指不停地活动外,手臂也跟着运动,旋转重球能增加臂力。

"心灵手巧",心灵实际指脑灵。脑子好用,手才能灵活。而为了延缓脑细胞的衰老,又必须经常活动手指。手指、手掌有众多的穴位。手心中点是劳宫穴,健身球刺激了劳宫穴,可防治手指麻木和心脑血管病。手掌旋手掌部反射区转球要靠五指拨弄,五指尖不断用力接触球的摩擦,减少了血液滞留,对头部的神经中枢和血液循环有好处。旋转球时,站着、走着、坐着都可以,两手轮换旋转。

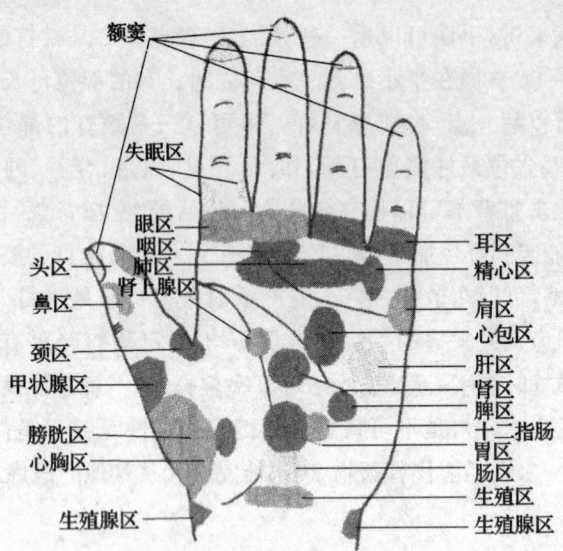

手掌部反射区

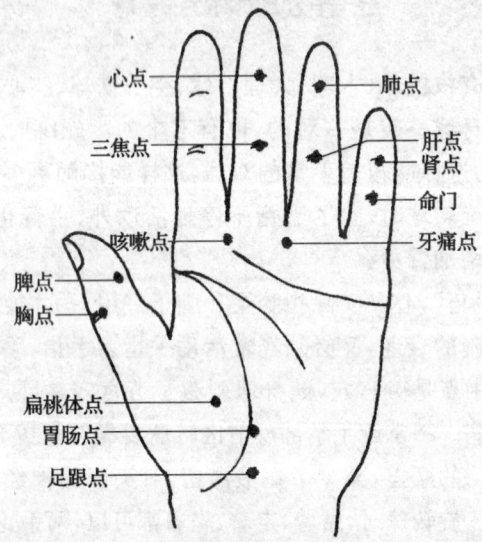

手掌部反应点

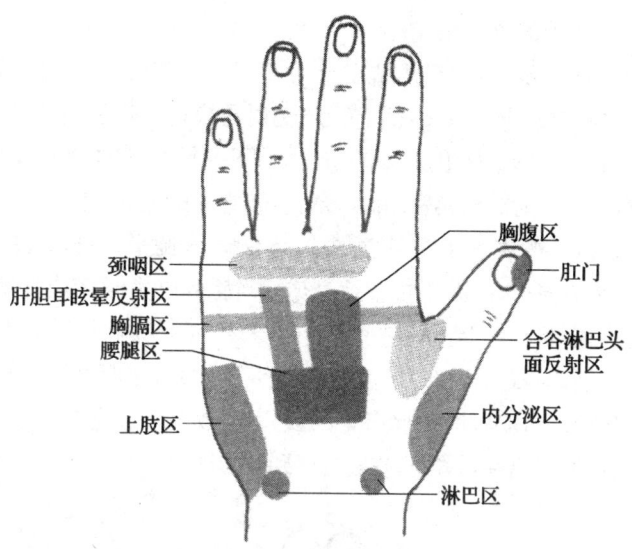

手背部反射区

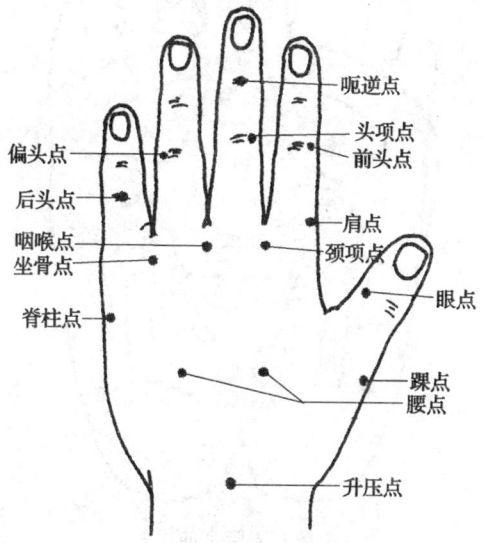

手背部反应点

健身球的五种玩法

①原地踏步：身体自然站立，双手各执一对球或单手握一对球。边旋转边原地踏步。当一只手感到吃力时再换另一只手，踏步时腿脚尽可能抬高一些，这样锻炼效果更佳。②下蹲起立：身体直立，两脚与肩同宽，双手同时或轮换转动健身球，边转边下蹲起立，速度视本人情况而定。③金鸡独立：自然站立，先抬起右腿，大腿平，小腿直，左手举过头顶，掌心向上，以右手拨转健身球。当感到吃力时，落下右腿，右手举过头顶，掌心向上。以左手拨转健身球。④踮脚前行：双手轮流或同时转动健身球，边转边向前走，走时足尖着地，足跟离地。⑤马步转球：身体直立，双脚间距比肩宽，随之下蹲成马步。先左手转球；右手插于腰部（拇指在后，四指在前），感到吃力时双手对换。

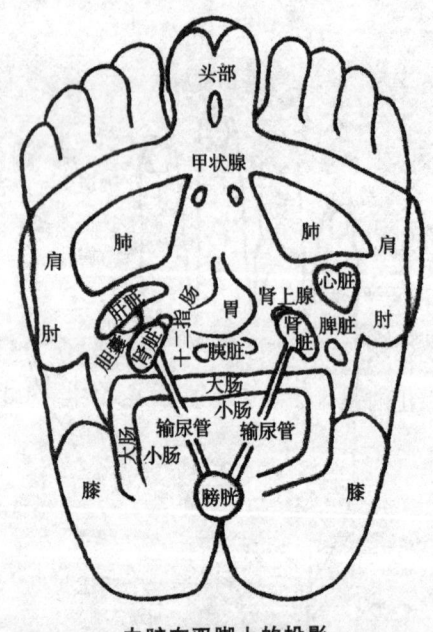

内脏在双脚上的投影

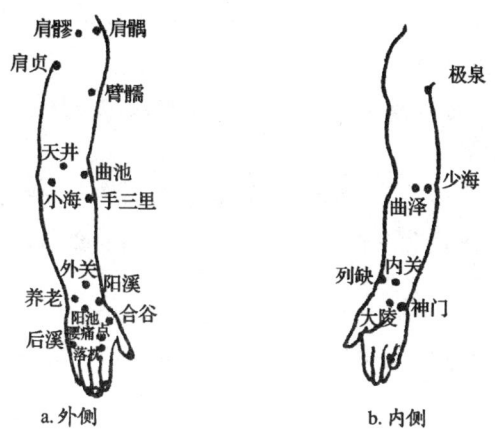

上肢常用穴位

走路——简单有效的健身之道

我国自古就有"走为百练之祖"的健身经验谈,俗语说"没事常走路,不用进药铺。"步行是一种基本、简单的锻炼方法,尤其是对没有体育锻炼习惯的人,以及长期伏案工作的人,步行容易接受,对中老年脑力劳动者和体弱者作用更显著。

双脚是人体的健康之根。走路刺激脚底穴位,能舒筋通络、活血顺气。走路时,骨骼、肌肉、韧带都要参加运动,从而促进血液循环,调节人体各器官的活动功能。最新的医学研究表明,一周健步走7小时以上,可以降低20％乳腺癌、30％心脏病和50％糖尿病的罹患率,而中老年人每天散步2～4公里,心脏病发作率将降低50％。走路的减肥效果明显,每天只要坚持累积五千步以上的快走,就能帮你"烧"掉人体多余的脂肪。

走路健身是快步,还是慢步走,还是模拟竞走？这要根据个人的身体状态和条件量力而行。一般说来,年轻人可以进行健步走,中老年人可以多散步。

步行健身最好是穿一双舒适平底布鞋,走着去上班,持之以恒,就能走出健康。

少坐车,少坐沙发,多走动;只要你把走路当做一项锻炼来对待,其健身效果定能令你喜出望外,不花一分钱就可以健身。

常赤脚　防疾病——土地接触法

经常穿着时髦的皮鞋,出门乘车坐船……我们的双脚离土地越来越远,人体积累了过多的正电荷,破坏了人体电能的平衡,这使我们的人体"失重",身体容易生病。

地球带有大量的负电荷,而地球周围有一个电离层,它由正离子组成。在地球和电离层之间存在电场,一切生物都适应了这个环境。从物理学的角度看,人可谓是一座真正的发电站,细胞就是无数台发电机,不断产生着电能,即生物电能。如果处在一个封闭的环境中,电能就无法释放,它便以静电的方式积存下来。为了防止静电对人体健康的危害,人们应当通过接触土地来消除多余的电能。数千年来,我们的先辈几乎天天赤脚走路,接触土地。但后来人们穿上了鞋(草鞋和布鞋危害少一些),从而破坏了人体电能的平衡。静电对人体健康造成危害,穿胶鞋和化学合成鞋底的鞋子更是有害。正是因为我们脱离了大地,才会经常感到腿脚酸痛不舒服。如有条件,赤脚与土地接触,可接受"地气"。

前苏联的米库林院士曾提出抗衰老的"土地接触法":将一根金属线一端固定在暖气片上,另一端拴在脚上。米库林说他一直坚持这样做,不仅活到了90岁,而且在高龄时仍能保持旺盛的精力。

交替运动更健身

上下交替 慢跑尽管腿部肌肉得到了锻炼,但上肢没有得到多少活动。再增加一些上肢的运动项目,如掷球、打球、玩哑铃、拉扩胸器等,则可使上下肢得到均衡的锻炼。

左右交替 平时习惯用左手、左腿者,不妨多活动右手、右腿;相反,平时惯用右手、右腿者,不妨多活动左手、左腿。"左右交替"不仅使左右肢体得以"全面发展",而且还使大脑左右两半球也得以"全面锻炼"。

走跑交替 先走后跑,交替进行,可增加腰背腿部的力量,对防止中老年"寒腿"、腰肌劳损有作用。

动静交替 一方面进行跑步、打球等体力锻炼;另一方面看书、写作、下棋等脑力锻炼。不仅增强体力,还可延缓衰老。

穿、脱鞋交替 足底有着与内脏器官相联系的敏感区,赤足走路时,敏感区首先受刺激,然后把信号传入相关的人体器官,发挥人体内的协调作用,达到健身的目的。

中医认为,人体每个器官和部位在脚掌都设有"办事处",按摩脚底能有效减轻疲劳。你不妨按压自己的脚掌试试看:哪个部分有痛感,那么某个身体部位就可能存在问题(见图:脚掌的奥秘)。例如,脚后跟中心有明显痛感,说明膀胱功能可能发生障碍,有针对性地对该部位进行按摩会有所帮助。

简单易行的按摩方法:用手抓住脚拇指按逆时针方向转动,并施与一定力度,以伴随轻微疼痛,坚持几分钟。此方法可以让你自行处理一些小毛病,如感冒、因低血压引发的头疼、头晕,另外,定期的足部整体按摩能预防多种疾病的发生。

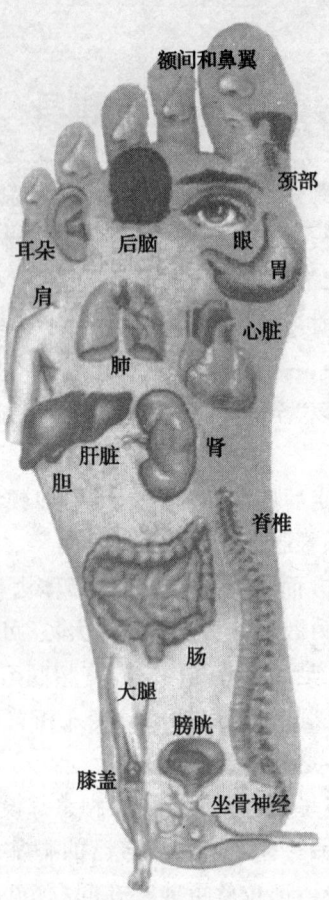

脚掌的奥秘

第十三章

女性保养之道
——让你美丽而健康

养颜防衰老——按摩美容

通过面部按摩,改善血液循环,促进细胞的新陈代谢,防止皮肤松弛,使皮肤组织富有弹性,从而起到养颜防衰老的作用。

额部按摩 由眉至发际纵向按摩。①双手四指并拢,交替由眉至发际抹数遍。②中指、无名指指腹沿印堂→发际→太阳穴的线路按摩,分别点按印堂、神庭、头临泣、头维、太阳等穴。此法可预防或减少额纹的产生,并可健脑提神。

眼部按摩 双手中指、无名指并拢顺着眉毛方向沿眼眶做环形按摩,依次点按攒竹、鱼腰、丝竹空、瞳子、承泣、睛明等穴,太阳穴可单独揉按。此法可预防或减轻"黑眼圈"、"眼袋"及鱼尾纹的产生。

面颊部按摩 中指、无名指并拢,用指肚在面颊分三条线路向内向上打小圈揉按。①从迎香穴经面颊至上关穴。②由地仓穴经面颊至听宫穴。③由承浆穴沿下颌经面颊至翳风穴。此法可防止面颊肌肉松弛。

鼻、口部按摩 ①双手中指、无名指并拢由下往上伸展鼻梁数遍。②用中指上下推抹鼻翼两侧、揉鼻尖,点按迎香穴。以中指、无名指的指腹做环形按摩,按摩地仓、人中、承浆。此法可预防或减少鼻纹和口角纹。

下颌和颈部按摩 用双手拇指、食指分别轻捏下颌至耳根,或五指并拢双掌交替由对侧耳根抹到同侧耳根,点按翳风穴。按摩颈部可用全掌着力,由颈部抹至下颌数遍。通过按摩,预防颈部皮肤松弛,减轻双下巴。

按摩的基本方法有两类,仪器按摩和人工按摩。以人工按摩,效果为佳。

常用的按摩手法有推、拿、拍、打、点、按、揉、搓及弹、拨、叩、切、抹、捏等,各种手法可单独使用,也可配合使用。按摩时间不宜过长,以15分钟为宜。

◆按摩的注意事项:①按摩时用力要适度,防止皮肤损伤。一边按摩一边注意身体的反应,并不是愈疼愈好。少数病人对疼痛耐受性低,按摩时不可用力过度,预防晕倒。②按摩时间不宜过长。一个穴位三五分钟,不要超过十分钟。每天按摩次数不宜超过三次。③按摩禁忌:严重过敏性皮肤者、皮肤急性炎症、皮肤外伤、严重痤疮者;传染性皮肤病者,如扁平疣、脓疱疮等。

按摩健身小办法

按摩百会穴 百会穴位于头顶的正中央。先用右手掌紧贴百会穴顺时针旋转,按摩20圈;换左手逆时针按摩20圈。此法可宁神清脑,降低血压。

按揉太阳穴 用双手食指、中指指腹同时按摩双侧太阳穴,顺

时针旋转 20 圈,再逆时针旋转 20 圈。有清脑明目、疏风解表作用。

按摩拇指甲 坐立、卧位均可,先用右手的拇指与食指捏住左手的大拇指末端的指甲与指腹,转动揉搓 50 次,然后,自指甲顶端向指根方向慢慢地推揉 50 次;两手交换按摩。每日醒后、午睡前和就寝前做 3 次,坚持下去,有降血压效果。

按摩足三里 坐在沙发上,膝屈 90 度,分别用左右手的中指端,按揉左右小腿的足三里穴,旋转按摩 30 次。除有引血下行、降低血压外,还有调理胃肠功能,健脾养胃的作用。

按摩涌泉穴 每晚温水足浴后,坐于床上,用左手心按摩右足心、用右手心按摩左足心各 100 次,有降压健肾之效。

按摩不当 适得其反——慎做足底按摩

按摩力度不是越重越好

不少人认为,做按摩时力度越重越好,其实这是个误区。力度过重,会造成人体肌肉组织的伤害,比如韧带、肌肉、筋膜等组织都有可能因为按摩力度过大而受伤。力度过大,很可能会损伤腰部、颈部的神经,出现手麻、脚麻等不良反应。如果颈部受损,会感觉头晕、恶心、视物不清,甚至会损伤脊髓导致瘫痪;如果腰部受损,会出现下肢疼痛、麻木甚至瘫痪。另外,如果有心脏病、高血压等,还可能因为力度过大而导致疾病复发。

按摩时,被按摩者感觉略微酸痛,但可以承受,不会感觉心慌、头晕、恶心等,为最佳力度。在感觉浑身发紧或者肌肉酸痛时,让旁人帮助按揉,可以起到放松肌肉、促进血液循环的作用。

有些疾病不适合按摩。患有急性损伤、局部水肿、局部炎症、开放型损伤如骨折、破损等,以及严重的心脏病、高血压、肾功能衰竭等疾病,都不要轻易尝试按摩。

经期慎做足底按摩

月经期间最好不要做足底按摩。在进行足底按摩之前,由于要先用药水泡脚,会加快人体内血液循环,可能会影响子宫的出血量。足底按摩一旦过重,子宫的收缩便会增强,月经期间的出血量大大增加。此外,足底按摩刺激身体穴位后,会打乱原有的一些生理状况,让正常的休息受到影响。

如果在月经期间做足底按摩,要选择比较专业、经验丰富的按摩师进行按摩,掌握好按摩的尺度,时间不宜过长,最好控制在20～30分钟。如果过于疲劳,可以冲热水澡,沐浴10分钟左右即可。

小店按摩不可靠

缺乏道德和技术的"按摩师",仅仅掌握了皮毛的按摩方法,就开始对人的身体进行不负责任的"治疗"。脑部和颈椎是十分脆弱的部位,不可以随便地按摩和敲打!如果对颈椎按摩不当,会导致高位截瘫。踩桥——也就是我们常说的背部踩踏,对按摩师的专业技术要求更高,手法不当,易使有潜在心脏病的患者疾病复发。喜欢按摩的人,要到正规机构,请具备专业按摩知识的人操作,才能达到保健的目的。

痛经简易外治法

月经前3天,每晚用双手重叠,掌心向下压于小腹正中,逆时针旋转揉摩10分钟,同时从小腹至脐部推摩30～50次。

月经前3天,用胡椒粉3克加醋调为糊状,分为两份,取胶布两块,将胡椒粉糊置于胶布中,贴双足涌泉穴并按摩 10 分钟。

肉桂 10 克、茴香 15 克、吴茱萸 20 克,共研细末,加黄酒适量,炒热后放入纱布袋中,置脐部或小腹部熨敷。

胡椒 10 克、陈皮 20 克、艾叶 50 克,共焙黄为末,加白酒少许,纱布裹,睡前放于脐下 3 寸处(关元穴),上压热水袋,有暖肾、温经、止痛之效。

肉桂 10 克、吴茱萸 20 克,敷于脐部。用纱布固定,并加以热敷,以不烫伤皮肤为度。本法治寒湿凝滞型痛经。

◆治阴道炎

当归 50 克,加芝麻油数滴,水煎,每晚熏洗阴部,坚持数日有效。

眼部化妆品安全使用要点

使用眼部化妆品时,请注意以下安全十要点:

1. 化妆之前洗手。任何用于眼部化妆的器具要保持清洁。

2. 一旦有刺激感,立即停止使用,如刺激持续存在,前去就医。

3. 在应用或卸除眼部化妆品时,小心不要伤眼球。

4. 经常用湿布擦洗容器上可见的灰尘或脏物,保持化妆品外部清洁。

5. 化妆品随用随买,不要用陈旧的化妆品,如果已经有半年以上没有使用,最好送往原处(不要随意丢掉,以免污染环境)。

6. 不要把口水弄进化妆品中,口腔中的细菌会在其中生长,以后当您化妆时可能会引起感染。

7. 不要与他人共用化妆品,他人的细菌可能会感染到您。

8. 不要将化妆品存放在高温处(85度以上),如长时间放在高温的汽车内,易变质。

9. 如果眼或周围皮肤有炎症时,不要使用眼部化妆品,待痊愈后再用。

10. 有过敏史者,小心而谨慎地使用眼部化妆品。

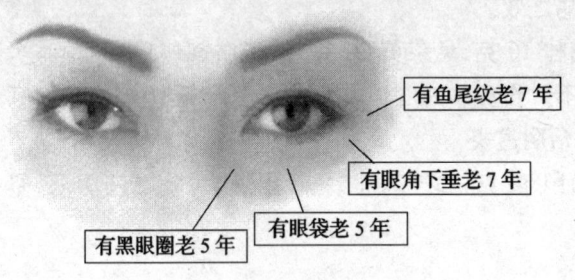

脸老眼先衰

慎做美容手术

许多人对美容手术的理解简单化了,认为只要开刀,想要胖就填充、想要瘦就割除,然后缝合就行了。其实,所有的手术都是对身体的一种伤害,都有风险。有些风险是可预知的,有些是不可预知的,人生的最高境界是"道法自然",就是说要顺乎自然,做你应该做的事情,不要做不应该做的事情,更不要做不可能的事情。

当然,现代科学须满足现代人追求美的愿望,这就需要我们掌握一个"度":哪些美容愿望可以被满足,哪些应该拒绝,要因人而异。一些女性没有主见,很容易被煽动和误导,去做完全不必要的手术,祸害终身。

还有个别要做美容手术的人,多多少少存在心理问题,有的人严重到偏执。这就需要医生和亲戚朋友进行心理干预、耐心劝说，解开他们的心结。京城某大学的一名男生，带着装订的阿兰·德龙的照片画册，在母亲的陪伴下来找李教授。本来挺帅的男孩，坚持要把自己的鼻子和眼睛"整成阿兰·德龙样子"，为此已经休学。李教授用心理干预的方法对他进行了数次指导和劝说，得到他的信任后，为他做了最轻微的鼻梁垫高和眼皮加深手术。

任何手术都有危险隐患，美容手术必须有一整套应急方案和设备。然而，在一些违规经营医疗美容项目的美容院和没有合法资质的小诊所里，他们为了赚钱，常常出现医疗事故。

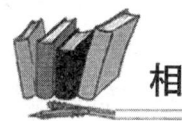

相关链接

润滑皮肤，消除皱纹：自制护肤方

橘子皮捣烂，浸入酒精内，再加适量蜜糖，置2周后取出敷面，可润滑皮肤，消除皱纹。

板栗壳内薄皮，捣研成细末，与白蜜调至成糊状，每晚涂面部1次。

杏仁皮50克，蛋黄10～15克，甘油和酒精及樟脑油各1滴，配成软膏外用。

薄荷、车前草、白菊花各3克煎汁去渣，加入白面粉调糊状敷面，20分钟后洗净。

用鸡蛋清与等量的冷开水调和，或用米醋5份加甘油1份调和后搽脸。

丝瓜汁、酒精、蜜糖混合后，将汁涂于面部，干后用水洗净，可除皱。坚持用丝瓜汁洗脸,可防皱。

睡眠美容八法则

1. 晚餐中尽量避免酒类饮品,以免晨起时面部及眼睛四周浮肿。

2. 睡前清洁脸部化妆,但清洁方法不当,容易使眼睛红肿。用棉球蘸眼部清洁液,放在眼皮及睫毛上10~20秒钟,再用棉花轻轻擦拭干净。

3. 睡前用水浸泡过的茶袋压在眼皮上10分钟,再涂上眼霜。

4. 清洗脸部后,用棉球蘸收敛化妆水拍打,并抹上乳液再睡。

5. 油质或易长粉刺的肌肤不妨尝试整夜使用面膜,会有效果。

6. 在指甲根部抹维生素E油,轻轻按摩,再用护手霜按摩双手。

7. 睡前用热水泡脚,然后在脚上涂抹乳液,反复按摩脚趾、脚底、脚面。

8. 容易失眠的人,睡前喝点蜂蜜,有助于睡眠。每晚1至2汤匙,每天2至4汤匙为宜。睡前喝杯牛奶,有松弛神经之效。吃葡萄有助睡眠。意大利科学家公布了一项新发现:葡萄糖汁中的褪黑素是大脑中松果腺分泌的物质,有助于睡眠。

慎用芳香剂——小心"香晕"

由于人类对花香的青睐,各种人工合成的芳香剂应运而生。

宾馆、商场、厕所,甚至汽车中也喷洒芳香剂。

一般来说,自然的花香,杀毒祛菌,有益健康;但香气走窜,过浓易耗散正气,可出现头晕等诸多不适,故古代医家有香气致病"香晕"一说。而人工合成的芳香剂,无论香型为清香也好,浓香也好,都有危害。危害程度取决于芳香剂的成分和吸入量。芳香剂喷出后,形成颗粒物弥漫在空气中。这些颗粒物进入人的呼吸道后,对肺部和眼黏膜产生直接刺激,损害肺功能,引起咳嗽和眼部不适。芳香剂一类的化工产品大多含有挥发性物质,滥用容易产生一些难以预料的人体不良反应。

近年来,由于人工芳香剂造成的污染引发的病例时有发生,有的人在喷洒过香水的环境中待上一段时间,会出现皮肤瘙痒、头晕咳嗽,甚至会突发哮喘。有的人一接触某种香型的芳香剂便恶心、呕吐。患有过敏性哮喘、皮炎、呼吸系统疾病的人,应尽量少接触香水或芳香剂。尤其是孕妇,在衣着化妆中,最好不要喷洒香水,如果经常处在芳香剂环境中,生下的孩子会容易发生拉肚子和耳朵感染等疾病。工作场所使用的芳香剂,只是一种气味对另一种气味的遮盖。超浓的"香味"使人有窒息的感觉。净化室内空气,还是以开窗通风、种花养草为好。

谨慎使用杀虫剂和蚊香

杀虫气雾剂具有一定的毒性,在使用时注意以下几点:①在喷药雾之前,先把与进餐相关的物品遮盖,将药罐置于儿童接触不到的地方。②喷药雾时穿上长袖衣服,戴上口罩,防止皮肤或呼吸道中毒。③由于杀虫气雾剂属于压力包装,因此要避免猛烈撞击以及高温环境。另外,部分产品是使用易燃的有机物作溶剂,不要将其对着火源喷射,以免发生危险。④尽量不用或少用杀虫剂。必要喷药时,不要过量使用。大剂量使用,容易导致中毒。

没有一种蚊香是对人畜无毒的,它对人体的影响要经过一段时间才能显露出来。使用蚊香注意下列几点:①要节制使用蚊香,能不用时尽量不用。②不购买未标明杀虫有效成分的蚊香及灭蚊片。③蚊香点燃后立即离开一两个小时,待开门窗充分通气之后,再进入室内。④婴幼儿最好别用蚊香而改用蚊帐,孕妇则最好不要用蚊香。可装纱门、纱窗防蚊。

驱蚊办法:在卧室里放置几盒打开盖的清凉油和风油精,或摆一两盆盛开的夜来香、茉莉花、米兰、薄荷或玫瑰,蚊子会因不堪忍受其气味而躲避,但鲜花摆在室内不宜过多,以免与人争氧。

第十四章

四季养生之道
——让你与自然为友

春天怎样养生——四点忠告

在万物复苏、生机勃勃的春天,人体阳气亦顺应春阳之气向外疏发。在乍暖还寒的春天,应合理地调节个人的衣食住行,以达到养生健身、预防疾病的目的。注意如下几点:

●忠告之一:"捂"着一点儿

初春时节经常有寒冷空气南下、寒流袭击,导致气温急剧下降。春风于温暖之中暗藏杀机,在这种情况下,如果不"捂"着一点儿,就很难适应这种冷暖的变化,可能会患感冒、气管炎等疾病。由于寒多自下而起,养生主张春时衣着宜"下厚上薄",青年女性不可过早换裙装,否则,30岁以后会导致关节炎与多种妇科病。

"春捂",就是"春不忙减衣"。"春捂"重点就是腿和脚。把握时机:冷空气到来前一两天预备。把握气温:15℃是"春捂"的临界温度。注意温差:日夜温差大于8℃是捂的信号。持续时间:1~2周恰到好处。捂着的衣衫,随着气温回升总要减下来。但减得太快,就可能出现"一向单衫耐得冻,乍脱棉衣冻成病"。气温回升后,得再捂7天左右,体弱者或高龄老人得捂半个月以上,身体才能适应。

春天人体容易出现"三症":春困、春咳、春痒。一是春困。由于春天气温回升幅度大,人体皮肤的毛细血管和毛孔明显舒张,人体表面的血液循环随之加快,而大脑的血液流通相对比冬季少些,人们一时适应不了这些变化,所以出现困倦症。二是春咳。在初春期,天气还不是真正地变暖,这时就过多地脱减衣着当天气又突然乍冷时,虚弱者容易患上伤风感冒的春咳症。三是春痒。有些人的皮肤对外界的适应能力差,每到春暖花开的季节,就容易患上皮肤过敏或皮肤瘙痒等症状。春季"三症"是由于季节气候改变而引起的暂时性人体紊乱,若要消除这些症状,除了遵守作息时间和积极参加体育运动锻炼外,适量"春捂"不无道理。

春天适当捂一捂,可减少疾病,尤其是常见的呼吸系统传染病的发生。但是,春捂并不是要在整个春季里天天都"捂",如果气温回升很快,天气很热,还是要适当地脱点衣服,以保持恒定的体温。春天如同孩儿的脸,说变就变,常有寒潮来袭。特别是抗病力差的人,因骤冷骤热,不适应环境,像一些感冒、肺炎、气管炎、哮喘、关节炎、偏头痛、冠心病等便会接踵而至。故当此之时,应防风御寒,时备夹衣,棉衣不可立即脱去。春季衣着款式应宽松舒展,纯棉织品吸湿性好,暖和又贴身,是内衣的合适选料。

● 忠告之二:多甜少酸,以养肝脾

中医认为,肝禀风木,外含于春,故春天养肝得法,将会有全年的身体健康。饮食方面,多食能温补阳气的食物,少食过酸或油腻的食物,吃甘甜食品、水果蔬菜以及益气生发的食物,以抗风寒。可适量吃些大枣、蜂蜜之类滋补脾胃的食物,少吃过酸或油腻不易消化的食品。宜选甘、辛、温之品,清淡可口,忌油腻、生冷食物;选用既易升发又富营养之品,如豆腐、豆芽、大麦、小麦、大枣、花生、黑芝麻、柑橘、蜂蜜之类；还要吃些新鲜蔬菜，如春笋、春韭、油菜、菠菜、芹菜、芥菜、香椿等，起到清热泻火、凉血明目、消肿利尿、增进食欲作用。对于易患花粉过敏、皮肤病等，应禁食刺激性食物，如羊肉、狗肉、猪头、鸡头、虾、蟹之类。吃些能温补阳气的食物，如葱、姜、蒜、韭菜、香菜、芥末均为养阳的佳蔬。特别是初春生长出来的葱，是特殊补品。初春食葱，对于呼吸道传染病以及肠胃道传染病，具有杀菌防病的功效。

●忠告之三：夜卧早起，广步于庭

春回大地，阳气升发，在起居上，宜"夜卧早起，广步于庭"，即适当早起，锻炼身体，以适应春季勃勃生机，吸取大自然的活力，使人保持旺盛的精力。

由于阳气升发，人体气血趋向于表，各组织器官负荷加重，于是中枢神经系统产生一种镇静、催眠作用，使身体困乏，早晨不易醒来，醒后又昏昏欲睡，这种现象俗称"春困"。要适应这种生理变化，应当早起，舒展形体。年高多病者可适当早睡。随着气温的逐渐升高，各种细菌、病毒等致病微生物开始生长繁殖、传播疾病，所以要注意室内外卫生。保持室内空气新鲜，阳光充足。

在精神上，因春季属肝木之令，保持精神情志的舒畅，则能促进肝气的疏泄，有助于肝气的升发与春阳升发的统一，从而增强机体对外界的适应能力。不要孤眠独坐，自生郁闷。改善不良情绪的最佳方法是培养热爱生活（包括爱护身边的猫、狗、鸟）。在阳光明媚的春日，约上亲朋好友外出游春赏花，踏青问柳。

●忠告之四：预防感冒，锻炼身体

俗话说："百草出芽，百病发作"，春季是易发病的季节。因此，春天的外感热病特别多，按传统的中医理论，可以有风温、春温、瘟疫等疾病；按现代医学分析，可有上呼吸道感染，急性支气管炎、肺炎、流脑等。这些疾病容易袭击体质虚弱者。感冒是万病之宗，大部分疾病是由感冒引发的,而春季容易感冒,为此,预防感冒是春季防病的第一要点。

在力所能及的情况下,多做户外活动。加强运动健身,如散步、慢跑、做操、踢毽子、打太极拳乃至放风筝、荡秋千等。这样既能筋骨舒展、气血舒畅,又能增强体质,防病于未然。宜动作舒展、畅达、缓慢,犹如百草萌芽,风摆柳丝,以免大汗淋漓而伤阳气,以运动后精力充沛、身体轻松舒适为度。"一年之计在于春",春季经常锻炼,增强机体免疫力和抗病能力,一年中可明显减少呼吸系统等疾病的发生,使人精力充沛,身心健康。

嗓音保健——护咽喉食疗方

枸杞粥 枸杞子15克,糯米150克。方法:糯米、枸杞子分别洗净,加水放置30分钟,以文火煮制成粥即可。有滋阴润喉的功效,适用于慢性喉炎、咽喉干燥者。

甘蔗萝卜饮 甘蔗汁、萝卜汁各半杯,百合100克。方法:将百合煮烂后混入两汁备用。每天临睡前服用1杯。适用于嗓音疲劳和慢性喉炎,喉咽干燥者。

胖大海 取1~2粒放在杯子里,用沸水一泡,可当茶喝。注意:胖大海属凉性中药,有虚寒症状者不宜久服。

芝麻红糖粥 芝麻50克,大米100克,红糖适量。将芝麻炒熟,研成细末。大米煮粥,待粥煮至黏稠时,拌入芝麻红糖即可食用。适用于肺燥咳嗽等症。

夏天怎样养生——六点忠告

1. 慎起居 夏天应给自己营造一个良好的睡眠环境,将向阳的外窗户上方装上凉篷,这样能将烈日直射带来的热量阻之窗外。居室应开窗通风透气,使用电风扇不可直接对着身体吹,空调也不要将温度调得太低,使用时间不宜过长。还要防止蚊虫叮咬。有条件的话,中午最好睡1至2小时,以保证全天精神旺盛。

2. 节饮食 在口味上"冬季肥厚、夏季清淡"。清淡主要是指不要大鱼大肉大油,盐不要过量。中医认为冷食伤肺、热食伤骨。不可过度吃冷食(冰激凌、冰镇、汽水等),如今饮料的类型很多,但问题却不少。一些"洋饮料"含有过多的糖、磷,有防腐剂、色素等,对身体不利。因此,夏季最好是喝自制的绿茶、菊花茶、金银花茶、酸梅汤、绿豆汤等;出汗过多可喝些淡盐水、绿豆汤;喝茶水也是清热解暑的良方。李时珍说:"茶苦寒,能降火,火降渴止。"因此,茶可常饮,但不宜过多过浓。西瓜被中医称为"天然白虎汤",是暑天佳品。凡事不可过,请记:"天时虽热,不可贪凉;瓜果虽美,不可多食。"如天气高温,出汗过多,体内有相当量的盐分随汗排出,宜在菜和菜汤中适量加点盐;但盐的供给量,包括普通饮食中的食盐在内,也不能太多。炎热夏季宜吃清淡、易消化、富含维生素的食物,如新鲜水果和蔬菜;大鱼大肉、油腻辛辣食物宜少吃,凉拌菜注意防蟑螂、苍蝇、细菌的污染;不吃或少吃剩饭剩菜,预防食物中毒。

3. 静养神 酷暑盛夏,火气旺盛,应息其怒,静其心,安其神,使神经系统处于宁静状态。在日常生活中,心平气和,长存感恩心。心静自然凉,保持精神上的自我宁静,便可安然度夏。

4. 重锻炼 夏天,人体阳气易向外发泄,故应"夜卧早起,无厌于日",迎着初升的太阳,坚持室外锻炼。游泳、跑步、做操等诸项活动可健身。既能避暑消夏,又可锻炼身体,保持轻松愉快。

5. 避伤害 预防蚊、虫、毒蛇叮咬。避免钉子、玻璃、刀子割伤、滚油烫伤。家中常备药:十滴水、仁丹、黄连素、藿香正气水、风油精、痱子粉、碘酒、酒精、即时贴、肠胃药、感冒药等。

6. 防中暑 中暑大多因为较长时间的日光暴晒或高温而引起,预防的办法是避免在正午的阳光下暴晒。野外作业者要戴帽子,穿长袖衣服。喝些防暑饮料,如酸梅汤、西瓜汁等。如有条件,经常洗澡沐浴,洁净皮肤,尽快排汗散热,使汗腺通畅。

解暑、清热的汤汤水水

防暑清凉茶:佩兰10克、茶叶5克,沸水冲泡15分钟后代茶饮。有清热解毒,祛浊化湿、解表和中之效。

防暑银花茶:金银花适量,开水冲饮,加蜂蜜调服。有防中暑、祛暑热、防肠道传染病之效。

荷叶三鲜茶:鲜荷叶、鲜竹叶、鲜薄荷各50克,茶叶少许。加水足量煎10分钟,过滤,加蜂蜜,冷后饮服。有清热祛暑、生津止渴,降胆固醇和降血压功效。

薄荷芦根茶:薄荷6克(纱布单包)、花茶3克、鲜芦根100克(洗净切段)。加水1000毫升煮沸后,过滤即成。适用于口干胸闷、耗液津亏、咽喉痛痒、声音嘶哑等症。

红枣扁豆茶:红枣、白扁豆各100克,红茶10克,加水共煮,冷后当茶饮,有补气补血,健脾利湿之功。

淡竹叶茅根茶:淡竹叶10克、茅根30克、绿茶5克,注入沸水15分钟即成。有清热泻火功效。

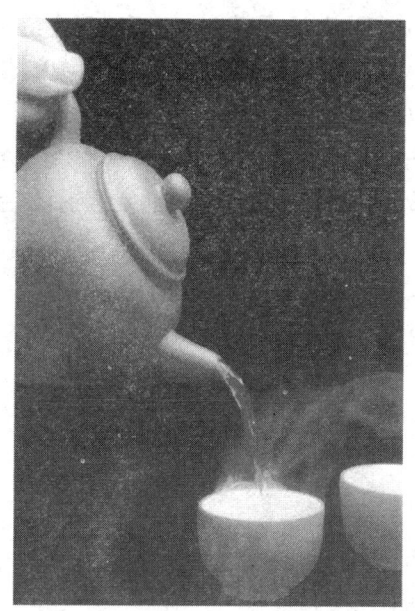
用紫砂壶泡茶好

绿豆汤：解毒除热、抗炎消肿，对农药、重金属、瘦肉精中毒均有一定的解毒作用。

红豆汤：红豆利湿。夏天人体易出现水肿，喝红豆汤，或食用红豆粥，不失为一种消肿食疗法。用红豆沙加陈皮煮食，或用红豆与薏仁煲糖水，有利湿的功效。用红豆和海带同煮，可改善便秘。煮红豆时，用黑糖或红糖代替砂糖，以避免摄取过量糖分。体瘦者和尿多者不宜多食。

丝瓜瘦肉汤：丝瓜具有清热、凉血解毒的功效，含有丰富的维生素 A、B_1、C。是非常好的食疗蔬菜。

淡盐水、淡糖水：大量出汗使体内的氯化钠流失，一旦血液中的氯化钠含量低于 0.3％时，机体就会通过肾脏将水分排到体外，如果此时大量喝白开水,而没有补充盐分,就会使血液中氯化钠含量进一步下降,水分就会通过细胞膜渗入细胞内,使细胞水肿而发生"水中毒"。如果在饮用的水中加入适量的糖、盐等,就可以使水分、氯化钠很快地进入血液,不但可以起到稀释血液、降低血液黏稠度的作用,还可以补足血液中流失的氯化钠,使血液中的水分维持恒定。可按500毫升白开水加1～1.5克食盐,或者20克糖比例,配成淡盐水或淡糖水饮用。淡盐水或淡糖水,可以较快地降低血黏稠度。

夏天吃什么水果好

中医认为,到什么季节吃什么样的蔬菜水果。根据传统饮食养生学的分类,水果分为寒性、凉性、平性、温性。

寒性水果:西瓜、甜瓜、香蕉、柚子、荸荠、甘蔗、柿子、桑葚、猕猴桃等。

凉性水果:苹果、梨、橙子、枇杷、罗汉果等。

平性水果:葡萄、李子、柠檬、橄榄、无花果等。

温性水果:杏子、桃子、荔枝、桂圆、乌梅、大枣、木瓜、樱桃、香橼、佛手等。

炎热的夏季,吃些寒性、凉性或平性的水果为宜。西瓜是夏季食用瓜果中最理想的食物,中医有"天生白虎汤"之称。民间常说"夏天常吃瓜,中药不用抓"。西瓜味甘性寒,有清热解暑,除烦止渴,利水降压的作用。西瓜含有丰富的钾,对补充人体出汗所造成的倦怠乏力很有益处。

夏季不宜过多地食用温性水果,如杏子、桃子、大枣、桂圆、荔枝、木瓜、樱桃、石榴、乌梅等,以免发热上火、口舌生疮。

夏季蔬菜——冰冻苦瓜

材料：苦瓜500克。

蘸料调配：A. 沙拉酱2汤匙，番茄酱一汤匙。B. 沙拉酱2汤匙，芥末酱一小匙。

做法：苦瓜对切开，去籽及内膜，切成薄片，冰水泡一天，时常换水，去苦味，泡到呈透明状时即可取出，蘸调好的味料直接食用。此菜青翠透明如翡翠，好看又好吃。

小窍门：苦瓜选粗壮、刺大者。苦瓜苦味均在内膜，起苦味需先去内膜。

● 夏宜苦。夏季最好食用一点微苦的食物，如苦瓜。《本草纲目》：苦瓜性寒具有除邪热、解劳、清心明目、益气之功，但不宜多食。

夏日食姜，有益健康

夏天人们喜欢吃冷制品，但若贪食过多，则易导致脾胃虚寒，出现腹痛、腹泻等症状，而生姜有温中散寒、解毒杀菌作用。常言道：冬吃萝卜夏吃姜，不劳医生开药方。生姜还有如下用途：

1. 治类风湿性关节炎。每天吃鲜姜5克或干姜粉1克，可减少关节肿胀及晨僵现象。据推测生姜的某些物质可能有抑制前列腺增生的作用，从而延缓了炎症。

2. 防治胆结石。常食姜可降低胆汁中粘蛋白含量，可作为胆结石病人的食疗方法之一。

3. 护肝作用。姜油中的姜酚、姜酮等成分有抗氧化的作用，因此，生姜也可成为一味护肝良药。生姜切片加红糖煎汤服或掺蜂蜜冲服，均可。

●注意：生姜性辛温，不可一次食入过多，痈肿疮疖、目赤内热、便秘或患痔疮者不宜食用。烂姜中含有黄樟素，可使肝细胞变性、坏死，从而诱发肝癌、食道癌等，因而不宜食用烂姜。

绿豆防暑食疗方

绿豆海蜇汤 绿豆50克，海蜇50克，将两物加水熬成汤，内服可解暑热，降血压，止咳喘。

绿豆白菜汤 绿豆100克，白菜心两个，先将绿豆煮熟，加入白菜心后，再煮15分钟，取汁服用，每日两次，可治腮腺炎初起。

绿豆银花汤 绿豆100克，金银花30克，先煮豆后下银花，吃豆喝汤，可预防和治疗中暑、痱子、疮疖。

绿豆丝瓜汤 绿豆50克，鲜丝瓜花8朵，先将绿豆煮熟烂后，加入丝瓜花，再煮片刻，食豆喝汤，防治中暑。治痢疾热泻：绿豆60克，车前子30克，水煎分两次服。

绿豆苦参汤 绿豆20克，牛蒡子、苦参各10克，鲜荷叶15克，煎汤，内服外洗两用，可治小儿痱子及疮疖等。

绿豆黄豆汤 绿豆100克，黄豆、白扁豆各30克。入锅加水煮烂后，取浓汁服用。具有清热解毒、祛暑、和中健脾之功效。

绿豆糯米粥 绿豆100克，糯米200克。加水煮至豆烂熟成粥服用，每日1剂。有清热解毒、祛暑、益脾和胃的作用。

"以热攻热"养生法

如果你的体质较好,在炎热的夏天,不妨"以热攻热",比如喝点热茶、洗个热水澡,耐热锻炼有效果。

1. 热茶降温。饮一杯热茶(最好是绿茶),可以在 10 分钟后使体温下降 2℃,盛夏常喝热茶,能够使皮肤毛细血管扩张,促进散热。茶叶利尿,排尿也可带走一部分热量,使人感到舒畅凉爽。

2. 洗热水澡、泡热水脚。热水洗澡有利于人体的散热。水温控制在 40℃ 左右,每次 10 分钟即可。用柔软的毛巾轻擦胸背部,刺激处于"休眠"状态的人体免疫细胞,提高抗病能力。热水泡脚、按摩,有利于保健。

3. 适量用些辛温的调料,如葱、姜、蒜、花椒之类的调味品,可以助阳气,除湿邪。

4. 耐热锻炼。耐热能力是指人体对热的忍耐能力。初夏进行耐热锻炼正当时。在逐渐升高的气温下进行锻炼,以达到适应更高温度环境。初夏这一时段,也就是我们祖先倡导的"春捂"。阳历 5 月份,即古人"阳春三月"。虽然大地回春,天气变暖,但仍要多穿些衣服。春天捂一捂,是一种耐热锻炼,使得人体能适应即将到来的炎热夏季。

◆耐热锻炼的办法:每天抽出 1 小时左右的时间进行跑步、打球等户外锻炼,每次达到出汗的目的,以提高人体的耐热能力。扇扇子也是耐热锻炼的方法。空调尽量少用,长期处于空调温度中的人,很少出汗,汗腺不畅就丧失了一条重要的排毒管道,也就失去了一道疾病的防线。耐热锻炼不可过分,尤其当气温高于 28℃、湿度大于 75% 时,要减少运动量,以防中暑。为了防止出汗后低钙,应多吃含钙的牛奶、乳制品、鱼类、海产品及绿叶蔬菜等。

冬病夏治调理起居

　　古代医家发现,许多冬季的疾患以及体质阳虚的病症,在夏天进行调治,可以达到疾病少发或不发,这就叫做冬病夏治。冬病夏治抓住了夏季阳气最盛这个特点,在阳气最为旺盛的时候进行调治,以防治冬季常发的疾患。久咳、哮喘、痹症、泄泻是冬病夏治效果最好的疾病,常用的方法有针灸和清补。夏天出汗多,津液大量流失,对于一些阴虚体质的人,在夏天服用西洋参、石斛、沙参、生地等是必要的。

　　炎炎的长夏,是一年四季中生活作息制度最难以做到的。如定时起床,定时进餐,定时劳作,定时锻炼,定时睡眠,定时排大便等,却在每个人的生命长寿指数中起到了重要的作用。

秋天怎样养生——四点忠告

忠告之一:不可乱进补

　　根据"春夏养阳,秋冬养阴"的原则,秋季是进补的季节,但不可乱补。有五忌:

　　一忌无病进补　　无病进补,既增加开支,又害自身。如服用鱼肝油过量可引起中毒,长期服用葡萄糖会引起发胖。

　　二忌慕名进补　　认为价格越高的药物越能补益身体,人参价格高,所以服用的人就多。滥服人参会导致过度兴奋、烦躁激动、血压升高及鼻孔流血。

三忌虚实不分　中医的治疗原则是虚者补之,不是虚症病人不宜用补药。虚病又有阴虚、阳虚、气虚、气血虚之分。对症进补益健康,否则适得其反。

四忌多多益善　任何补药服用过量都有害。因此,进补要适量。

五忌以药代食　重药物轻食物是不科学的,药补不如食补。

忠告之二:锻炼"四防"

秋令时节,若坚持适宜的体育锻炼,有利于增强人体器官的免疫功能和身体对外界寒冷刺激的抵御能力。但是,秋季早晚温差大,气候干燥,须注意四防:

一防感冒　秋季昼夜温差较大,清晨最好不要穿着单衣在户外活动,待准备锻炼一会儿身体发热后,再脱衣服,以防着凉。锻炼后要及时回室内脱去汗湿的衣服,换上干衣,切忌穿汗湿的衣服在冷风中逗留。

二防秋燥　秋天气候干燥,易引起咽喉干燥、口舌少津、嘴唇干裂、鼻出血、便秘等症状。因此,运动后要多喝水,及时补充水分。多吃水果、蔬菜,以防止咽喉肿痛。

三防运动过度　秋天是人体阳气处于收敛阶段,运动量不宜过大,以防出汗过多,阳气耗损,运动宜选择轻松平缓、活动量不大的项目。如初练慢跑时可尝试由3分钟增至5分钟或10分钟。这样可逐步提升耐力。

四防运动损伤　由于人的肌肉韧带在气温下降环境中会反射性地引起血管收缩,肌肉伸展度明显地降低,因而易造成肌腱、韧带及关节的运动损伤。因此,运动前注意做好准备活动。

忠告之三:秋凉防"冻"

"一场秋雨一场寒",防寒锻炼能激发机体逐渐适应寒冷的环境,避免呼吸道等疾病的发生。对于秋冻的理解,不应只局限于未寒不忙添衣,还应从广义上去理解,诸如运动锻炼,也要讲求耐寒锻炼,增强机体适应寒冷气候的能力。不同年龄可选择不同的锻炼项目。切勿搞得大汗淋漓,当周身微热,尚未出大汗,即可停止,以不使阳气外耗。秋天开始冷水浴,可坚持一年四季。

忠告之四:秋防肥胖

秋季是容易发胖的季节,注意减肥。天气转凉,人们的食欲大振,热量的摄入增加。另外,人体内还会储存御寒的脂肪,身体摄取的热量多于散发的热量。在秋季,稍不小心,体重就会增加,人也就渐渐发胖起来。注意吃些低热量的食品,如赤小豆、萝卜、竹笋、薏米、海带、蘑菇等。其次,有计划地增加体育活动。秋高气爽,正是外出旅游的时节,既可游山玩水,又能增加活动量,达到减肥的目的。秋冬季节燥邪易伤肺,伤人体津液,可选择芝麻、牛奶、蜂蜜、银耳、百合等养阴润肺的食物。

相关链接

口渴干燥的食物疗法

中医认为秋燥所致的口干是体内阴津不足,简单地喝水,效果不一定好。可以喝绿茶,或去中药房买点胖大海、枸杞子、麦冬等泡茶喝。平时吃新鲜蔬果,多食一些纤维且水分足的蔬菜,如萝卜、番茄、豆腐、银耳、梨、柿子、香蕉等,这些食物具有润肺生津、养阴清燥的功效。要禁烟、限酒。养阴润燥的食疗方法:

◆梨粥:梨子洗净切碎后与米一块煮粥。对于人们常出现口干鼻燥、干咳无痰等燥热症状具有良好的润燥作用。

◆胡萝卜粥：把适量的胡萝卜洗净切碎，加米一同煮粥。胡萝卜煮粥对口唇裂皮、眼睛干涩、头屑增多等症状，有一定的防治作用。

冬天怎样养生——七点忠告

1. 冬日养阴 "冬"是终的意思，冬天的三个月宇宙之气隐闭，此时自然界的万物伏藏，自然之道为静，冬宜静养。"春夏养阳，秋冬养阴"中的"阳"是指人体的机体功能，"阴"概言脏腑、血液、体液等有机物体。阴阳在人体内处于平衡状态时，肌体就健康；如果阴阳失衡，便会产生病变。冬日养阴应审时度势，谨慎人事，节制嗜欲，远离声色，淡泊名利。此时应早睡晚起，以待日光，这样合乎自然及人寿之规律。

2. 冬练三九 不怕小锻炼，就怕不锻炼，平时坚持体育锻炼的人，如果冬天停止活动，那么一年的锻炼效果就不明显，故，民谚有"一冬顶三夏"之说。在寒冷清新的空气中去登山、滑冰、滑雪、长跑等，提高耐寒力，并可培养坚忍不拔的意志。在大风降温或冰天雪地的日子，不宜承受户外环境活动的中老年人，可以在室内锻炼。室内锻炼时，要保持空气流通。若到户外锻炼，注意选择向阳、避风的地方，不宜在煤烟弥漫、空气浑浊的环境中健身。冬天体育运动量不宜过大，时间不宜久，每次锻炼30～60分钟；也可将其"切分"为每日3次，每次10～20分钟。

3. 擦背、热敷 一条毛巾，一盆热水，一只热水袋便可安然过冬，关键在于每日坚持下去。俗话说"三洗不如一擦"，有病可缓解，无病可健身。人体五脏皆系于背，脏腑十二俞咸于背，况且人体自腰至肩背部左右各有穴位31个，而背部正中的腰椎、胸椎直至颈椎这一段督脉又有 14 个穴位,因而在背部进行适当手法擦摩,通过经络穴位的传导作用,以调节内脏各组织的平衡。

①敷背。若背部保暖不好,风寒之邪极易通过背部侵入人体,损伤阳气而致病,或促使旧病复发,如过敏性鼻炎、慢支炎、哮喘、胃溃疡和心血管疾患。此时,睡觉中背贴一只热水袋有好处。如果已经出现咳嗽等症状,热敷法更有意义,用热水袋置于背部,其间隔一件内衣,以免烫伤,必要时配合使用消炎药物。②敷脚。冬天注意脚保暖,脚一旦受凉,血管收缩,血流减少,会反射性地引起鼻、咽、气管与支气管等黏膜的毛细血管收缩,纤毛运动减弱,清除病毒的能力下降,潜伏在这些部位的病原体乘机作乱而引起炎症,这就是小儿或老人易患感冒的缘由之一。因此,晚上睡觉时放一只热水袋为脚部保暖很有好处。③敷肚。肚子易胀气,或因受寒而致腹痛,热敷腹部有消胀止痛作用。热敷时,腹部及肠系膜血液循环加快,肠蠕动增快,可将腹内气体加快排出,热敷尤其适宜于小儿的虚寒性腹痛。

4. 冬日发汗 "发汗法"不仅通经活络,而且可以扩张人体的小血管,加快人体体力的恢复。①饮食发汗法。在气温较高的室内,吃一些热粥。热粥以赤小豆糯米粥或绿豆糯米粥为佳,或者是喝红糖姜汤水,这些方法简单而适用,可以避免出汗过多发生虚脱。冬天的夜晚比较长,不可多吃坚硬的食物,食后可采用摩腹、散步等方法,以助消化。②蒸浴发汗法。在浴池或温泉中洗热水澡(桑拿浴),使体内邪气随蒸发的汗液排出。不过,运用此法要根据自己的身体耐受力而定。不宜让汗出得太多,防止因此发生虚脱。③运动发汗法。运动是健身发汗的最佳良方,它能解表祛邪、消热止痛及防治多种疾病。注意:要根据自己的体质状况确定运动负荷,切不可做超出机体耐受能力的运动。控制大汗淋漓,只要感到面颊部有汗液流出时,便应停止做"发汗"运动。"发汗"之后应松解衣襟或适当脱减衣服,让汗液蒸发完毕。待身体感到凉爽轻松时,立即穿上衣服,以防着凉感冒。

5. 冬日抗寒 ①常喝姜枣汤。用十枚大枣、五片生姜煎水喝,能增强人体抗寒能力,减少感冒及其他疾患。②夜卧桑菊枕。桑叶菊花可以使人头脑清新,防治感冒。以碎桑叶和菊花(如数量不够,可铺些稻壳)作为枕心。长期卧枕可驱风寒。已患感冒的人,也易早愈。③浸泡治冻疮。将冬瓜皮、茄根用水浸泡2至4小时后,在火上加热至50℃左右,用其熏洗患处,具有止痒、加速血液循环的作用。把大葱、大蒜和生姜共同捣制成泥状后,涂抹于患处对治疗冻疮效果甚佳。干红辣椒粉、干姜粉、大蒜等,按1:3:1的比例调制在一起,放入酒精内进行浸泡,48小时后再加入适量的樟脑,混匀涂抹在患处。④护头、护脚保暖。人处在寒冷环境中,应注意头部、足部的保暖。选用防寒帽。有学者研究:当环境温度为15摄氏度时,从头部散失的热量占人体总数的30%;当零下15摄氏度时占75%,由此可见头部戴帽保暖与人体热平衡有着密切的关系。足部受寒则易诱发感冒,最好穿透气性能良好的棉布袜子和保暖的鞋子。

6. 冬季养生以补肾为主 祖国医学理论认为,五行配五脏,在五行中冬季属水,配肾,故而在治疗及进补时都应以肾脏为主。五行配五色,黑色归肾经;补肾用"黑色食品"为佳,如黑木耳、黑芝麻等黑色食品,再配合适当的体育锻炼,人的身体就会强壮。进补的方法多种多样;熬汤、吞丸、饮酒、药粥,各随人喜。

7. 冬日养生四不宜 一不宜过频洗澡。冬天里的阳气在内潜伏,阴气在外张扬。上了年纪的人大都患有上热下冷之类的病,不宜过频洗澡、散发热量。一般来说,三五天或十天半月洗一次澡,视身体情况而定洗澡次数。二不宜贪恋烤火。烤火可以取暖,增强身体活力,但是火燃之处温度升高,周围的水汽蒸发很快,空气干燥;人的体表水分被蒸发,时间一长就口干舌燥,虚火上升。大火烘烤,易将手足上的火气引入心脏,使人产生烦躁不安,虚火上升。三不宜坐石、木。俗话说"夏不坐木,冬不坐石"。夏季露天放置的凳椅,经风吹雨打淋变得潮湿,如果久坐,易致关节炎、风湿痛、坐骨神经痛及痔疮等。同样道理,也不宜坐在潮湿地面上或水泥地面上。四不宜捂头睡觉。有些人喜欢在冬季捂头睡觉,以为这样可以"更暖和些",殊不知,被窝内氧气含量会逐渐减少,使呼吸受到影响,甚至造成呼吸窒息,或因缺氧诱发心脑血管病。如是炉火取暖,还应开窗户透气,以免造成煤气中毒。

冬季如何进补

俗话说"三九补一冬,来年无病痛"。冬令进补注意养阳,以滋补为主。根据中医"虚则补之,寒则温之"的原则,在膳食中应多吃温性、热性特别是温补肾阳的食物进行调理,以提高机体的耐寒能力。选食:黄豆、豌豆等豆类;韭菜、香菜、大蒜、萝卜、黄花菜等蔬菜;羊肉、牛肉、鸡肉及鱼、虾等肉食;橘子、椰子、菠萝、荔枝、桂圆等水果。冬季常食炖母鸡、精肉、蹄筋,常饮牛奶、豆浆等,可增强体质。

阳气不足的人,可将羊肉与萝卜同煮,然后去掉萝卜(即用以除去羊肉的膻腥味),加肉苁蓉15克,巴戟天15克,枸杞子15克同煮,食羊肉饮汤,有兴阳温运之功效。

吃麻辣烫小心"中毒"

1. 火锅要及时清洗:铜火锅停用后,易生长一层薄薄的绿色铜锈,要清洗掉这些致癌物质。

2. 吃火锅时,火锅底火要旺;如果不等烧开、烫熟就吃,病菌

和寄生虫卵未被彻底杀死,易致病。

3. 吃火锅不能太烫:太烫的食物会损伤黏膜,导致食道炎和胃炎。建议食物清淡、辣度适中。

4. 最后的涮汤不能喝:火锅汤久涮不换,肉类海鲜中所含嘌呤物质多溶于汤中,高浓度嘌呤经肝脏代谢,会产生大量尿酸,易引起痛风、关节痛等症状,还会损伤肾功能。

5. 室内要通风:通风条件不好,会发生头晕、精神不振等。

冬季注意室内开窗通风 冬天不宜把窗子关得紧紧的。要预防冬季室内环境污染,办法是尽可能改善通风条件。家庭每天开窗换气不少于两次,每次不少于15分钟。用煤炉取暖和使用燃气热水器的家庭更要注意安装通风装置。

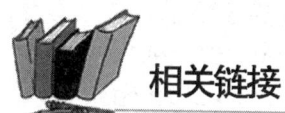

相关链接

日常养生五宜

1. 清晨宜喝水　起床后喝一杯温开水(或凉白开),可以清洗肠胃,刺激肠胃活动,增进消化功能。晚间睡前饮杯水,有可能预防致死性血管栓塞。在日常生活中,特别是患心脑缺血性疾病的人,睡前宜饮一杯水,以确保平安。但忌饭前大量喝水,这样会增加肠胃负担,冲淡胃液,影响食欲和消化。忌睡觉前喝水过多,会造成睡眠时排尿次数多,而不能保证正常睡眠。

2. 宜暖　中医认为,胃喜暖恶寒,寒易伤脾胃。食用生冷食品及瓜果均宜适量,否则不利于胃的消化、吸收,会造成腹痛、呕吐、腹泻等病症。但不可吃烫食。

3. 宜淡　中医认为,多食咸,伤心伤骨;多食辣,伤肝伤脉;多食酸,伤脾伤筋;多食甜,伤肾伤肉。因此,节制饮食,常吃淡味,于健康有益。

4. 宜素　常吃蔬菜、豆制品有利健康,也不易发胖;常吃素食,还具有防癌抗癌作用。

5. 宜静　用餐时,宜安静地品尝美味;而谈笑进食,容易呛咳;哭着用餐,或者生气吃饭,对身体健康不利。

顺其自然活百年

养生要因地、因时、因人而异。顺其自然活百年。

因地而论　现代人住在闭塞的高楼大厦,邻里之间很少来往,故养生应多采取一些户外健身运动,如打太极拳、跳集体舞等,组织一些团体性的旅游观光活动,既可锻炼身体,又可消除孤独感。

因时而论　古人生活顺应自然界的变化,"日出而作,日落而息",春夏秋冬,各有其生活规律。而现代人的生活,冬有暖气,夏有空调,经常熬夜、加班加点,对寒暑变化、白天黑夜反应迟钝。所以,养生应调和阴阳、身心平和、早睡早起,养成科学的生活习惯。

因人而论　古人多从事体力性的劳动,人体器官的运动比现代人多,故养生多侧重于静坐气功,以调理气血、修炼身心。而现代人多从事脑力劳动,故宜以动为主,现代各类体育运动及外出旅游,可以很好地弥补静坐的缺憾。但是也不能一概而论,对于生性好动的人,宜以静坐式;生性好静的人,宜以户外运动。可见,养生不能泥古不变,因地、因时、因人变通为宜。

"法无定法"　各种健身方法因人而异,但是有一共同经验,就是"顺其自然"。广东老中医梁剑波针对有些人谈跑步时,规定多长时间跑多少里路;谈饮食时,规定这不能吃,那也不能吃,最好全吃素的观点,提出他的健身经验是:"不必跑步,无须吃素,爱好广泛,劳逸适度,心情舒畅,勿急勿怒,顺其自然,百岁乃度。"

顺其自然,就是对世间的功名利禄、财色权位等等的得与失,都能以平常心处之,不执著,不强求。当自己手捧鲜花、头戴桂冠时,不盛气凌人、狂妄自大;当自己碰到困难挫折、身陷泥泞时,也不悲观消极、自暴自弃,而是根据自己所处的环境、条件寻求解脱之道。

据现代医学研究表明,人类的疾病70%以上都是由于烦恼和苦闷等不良情绪引起的。而产生烦恼和苦闷的原因,主要是人们对信仰、理想、希望与客观现实不一致时,在心理上产生的忧愁、愤怒等情绪,而顺其自然则是解脱烦恼苦闷的最好办法。"人生不如意事常八九。"在现实生活中,常常会碰到工作上不顺心,事业上不顺利,生活上不理想,以及家庭变异,儿孙不孝,个人痛苦等等。这些"不如意事"如果老是积郁于心中,看不开,放不下,背着沉重的包袱,戴着无形的枷锁,就必然生活得很苦很累,从而影响健康和寿命;有了顺其自然的心态,对于前途理想、事业成就,得到了不会过分狂喜,得不到的不会煞费苦心去追求。只要自己积极进取,勤奋努力,默默耕耘,问心无愧,就不管成功或失败,都能心胸坦然。不被物累,不为情牵,宠辱不惊,得失安然,这样能祛病健身益寿延年。

顺其自然并非是对人生持消极态度,而是社会的客观条件与个人的主观努力和谐统一,顺其自然不妄为,审时度势量力而为,对人对己不苛求。马克思说:"一种美好的心情,比十服良药更能解除生理上的疲惫和痛苦"。

顺其自然能随缘安分,泰然处之;能随遇而安,知足常乐。所谓随遇而安即能使自己较好地适应周围的生活环境,无论发生多

大的变化,也能入乡随俗,随方就圆。俗话常说的"只有享不了的福,没有受不了的罪"说的正是此理。遇上别人级别高、条件好、待遇优厚时,能做到不眼热;遇上飞扬跋扈者,能进能退,会斗争也会保护自己;遇上喜争风吃醋、爱占便宜好拔尖的人,能宽容、谦让;遇上看不惯的事儿能不生气。随遇而安的人眼光远大、胸怀宽阔,把世间的一切变化都看得很平常、很坦然。这样的人心理必然平衡,平时笑口常开,自然健康长寿。

养生越早,效果越好
——延年益寿"少、冷、静"

有的人盲目崇拜现代医疗技术,认为得什么病也不怕,大不了挨一刀或换个身体零件。这其实大谬不然。与其得病后耗费精力、财力求医,为什么不早为之预防呢?不要认为养生只是中老年人的事。养生越早,效果越好;养生越晚,代价越高。下面介绍"冷处理"养生法,可归纳为:少食、寒冷、安静。

人们发现,生活在寒带的人要比生活在热带的人长寿10~30年。这是因为低温使人体产生一种冬眠素。这种冬眠素可使细胞代谢减缓,养料消耗减少。人体各脏器在低温环境中,能长久地保持功能。故有低温养生,称之为"冷处理"养生法,可归纳为:少食、寒冷、安静。

◆少食:澳大利亚学者对老鼠的试验证明,少食可以使体温下降5℃~10℃,并使其死亡速度减缓1/3~2/3。对人体的观察也证明,只要限食就可使体温下降。

◆寒冷:如穿尽可能单薄的衣服在冷风中跑步,或做全身或局部冷水浴,都是有效的"冷处理"。此外,在长期生活的居室中,室温尽可能控制得低些,如保持在17℃～20℃。这也是人体保持低温状态的重要措施。

◆安静:我国古代的"一字养生经"就是"静"字。静,意味静息。心静则身静,心浮则气躁,心静时心跳必然减慢,所节约的体能积少成多,有利于延年益寿,颐养天年。

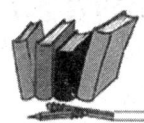
相关链接

养生莫忘"半"

衣服半新半旧,穿着半寒半暖;
吃饭半饥半饱,饮食半粗半精;
锻炼半急半缓,用脑半张半弛;
手脚半动半闲,生活半丰半简;
金钱半积半用,消费半简半宽;
病痛半医半养,不幸半忧半喜;
子女半依半靠,隔辈半慈半严;
半是满的基础,劝君莫忘一半。

第十五章

保健新知
——给你提个醒

抢救越早,成功率越高
——决定生死攸关的十分钟

严重创伤性或失血性休克病人在伤后60分钟内,前10分钟起决定作用,这10分钟被急救界称为"白金10分钟"。心跳停止3秒钟时病人感到头晕,10至20秒钟即发生昏厥,30至40秒后瞳孔散大,40秒钟左右出现抽搐,60秒后呼吸停止,大小便失禁,4至6分钟后脑细胞发生不可逆损害。所以必须在心跳停止后4至5分钟内进行有效的心肺复苏。复苏开始越早,存活率越高。大量实践表明,4分钟内复苏者可能有一半人救活;4至6分钟开始进行复苏者,仅10%可以救活;超过6分钟者存活率仅4%;10分钟以上开始复苏者,几乎无存活可能。为此,抢救越早,成功率越高。病人如果在现场得到及时救治是可以避免死亡的,在现场急救事关生死的问题上,技术比热情更重要。如果只有热情没有技术,可能会对伤员造成更严重的伤害。像心脏病人病发时,正确的处理方法是让他平卧。家里和病人身上应备硝酸甘油、阿司匹林等急救药物。及时呼叫120,请医师上门急救处置。如果不管三七二十一背起病人就往医院跑,剧烈的运动加之病人胸部遭受挤压,跑不出多远病人就会丧命。

用药有哪些误区

1. 迷信新药　不少慢性患者喜用新药,希望尽快取得疗效,但新药一般应用时间短,需经较长时间验证,才能肯定效果,故不应迷信新药。

2. 喜好习惯用药　有些慢性病人偏好于某些药物,自认为疗效好,长期使用,不肯轻易改变,这样经常使用会产生抗药性。

3. 相信输液　有些病人认为输液"好得快",其实未必。要看病情,能口服就不输液。

4. 认为价格贵的药,疗效就好　实际任何药物都有一定适用范围,对症就是好药。

5. 中药"保险"　认为中药"安全保险",无副作用。其实少数中药也有毒性,有的可引起严重后果。

6. 认为"抗生素万能"　有的人头疼脑热就用抗生素,这是错误的,抗生素不但不能包治百病,长期使用,还会带来严重的副作用。

7. 喜用滋补药　绝大多数人认为,有病必虚,虚就要补。中医讲究辨证施治,有的病人虚不受补,不宜大补。

8. 有感冒就吃药　因感冒而滥用药的现象相当普遍,甚至几种药同时吃。这既造成浪费,又因用药过多而直接伤害机体,还酿成许多病毒的抗药性。轻症感冒,不用药在短期内病情好转自愈。尤其是老人和小孩应多休息、多饮水。

在感冒初期，流清涕、头痛、全身痛等一些现象属风寒感冒阶段，这时室内温度可暖和一些，衣被多穿多盖一些，多用热的饮食，如生姜红糖水、热面汤加生姜或胡椒。感冒中晚期，身发热、鼻子流稠涕、咽痛、便秘、口干渴等一些现象，属热感冒。此时室内不宜过热，衣被不宜过多，多喝开水、多用清淡饮食、蔬菜水果等。风热感冒是感冒逐步恢复的阶段，一般不需用药，过几天即可自愈。如一个星期后发热不退，咽痛咳嗽加重或有发喘等症状，恐有合并细菌感染，应请医生诊治，不要滥用药物。

为什么要对药物说"不"

镇静剂

镇静剂有短期效果，但长期服用镇静剂会有呕吐、反应迟钝、注意力衰退等副作用。经常服用，很可能成瘾。服用镇静剂的不良副作用会降低人的约束力，加强情绪反应，使人更易冲动，结果就要加大服用剂量。医生认为，病人应该先尝试一些简单的松弛方法，注意睡眠，实在需要时再考虑使用镇静剂。服用镇静剂、安眠药，要在医生指导下进行。

镇静剂对胎儿也有严重影响，破坏新生儿的脑细胞，孕妇须戒服。如果已经成瘾，戒药须小心，不能突然停服，服用镇静剂10日后就可能对药物产生依赖，这时突然停服会导致反弹性失眠或反弹式焦虑。戒镇静剂有时比戒毒还难，戒镇静剂需要很长时间，有的长达数星期，甚至半年。其间出现的脱瘾反应包括：烦躁、心跳加快、失眠、难以集中精力等，严重的肌肉痉挛有可能致命。另外，在治疗许多疾病的过程中，镇静剂所起的只是治标不治本的作用。所以患者最好到专科医院找到根治方法。

药物滥用危害身体健康

许多病人死于不合理用药。据悉,全球死亡人数中的七分之一的人不是死于疾病,而是死于不合理用药。你一定会感到震惊,这绝非耸人听闻,而是世界卫生组织提供的一项数字。尽管药源性疾病给人类带来了巨大损害,但在临床上,滥用药物的现象仍然层出不穷。发展中国家调查显示,35%~60%求诊病人接受了抗生素治疗,而其中确实需要应用抗生素仅为三分之一,而其余三分之二属人为使用不当,可见抗生素应用已到了滥用程度。这种使用不当形成的结果,一方面使机体内病原体对抗生素耐药性增强,并因副作用造成一些脏器损害,另一方面经济上造成不必要的浪费。

急性中毒 滥用药物最常见并且危害最大的是急性中毒乃至死亡。可卡因过量中毒产生中毒性精神病,苯丙胺过量可产生精神分裂症的偏执症。滥用大麻过量可产生抑郁或中毒性谵妄,致幻剂滥用超量可出现攻击人的行为。

戒断综合征 阿片类戒断时出现难忍的流感综合征,周身疼痛、乃至焦虑与惊恐发作。可卡因戒断出现疲乏、嗜睡、心境恶劣为主或偏执状态。酒滥用戒断出现全身震颤、意识障碍和震颤性谵妄。各种催眠镇静药物的戒断,常出现失眠、焦虑、恶心、出汗、无力乃至惊厥发作。

人格改变 心理依赖性是各种药物滥用的共同特征。主要表现为具有强烈的觅药渴求,以期重复体验用药时的快感。在这种无节制的驱使下,成瘾者精神分裂,形成难以矫正的成瘾行为,行为张狂,道德沦丧。

其他身心障碍 最常见的是各种药品毒品导致的局部与周身感染。大麻与致幻剂可引起认知功能的衰减与情志颓唐。酒依赖的身心障碍最为广泛,可引起人体功能的全面损伤,增加了自杀率与离婚率;还可以形成脑萎缩性痴呆或各种精神病。医疗中,颠茄制剂的滥用,可产生耐受性,重者产生精神错乱、高热、谵妄甚至昏迷死亡。

抗生素对什么有用 链球菌性咽喉炎\常见耳、鼻的传染性疾病\其他细菌感染。

抗生素对什么无用 感冒\轻微咳嗽和喉咙肿痛\其他病毒传染。

红茶防治流感 在流感高发季节,人们常饮红茶或坚持用红茶水漱口、洗脸、洗鼻子可以预防流感。

提 醒

是药三分毒,用药须谨慎;安全用药,确保健康。

据悉,"中国安全用药指导网"已向社会开放,并采取了按疾病、症状搜索的简便模式。

医学向保健和预防转变

过去,人们往往把健康仅仅看做是没有疾病和不虚弱,而现在除了疾病防治之外,人们对无病情况下的保健需求日益增加。在温饱时期的主要要求是:有医有药、防病治病、生存兼发展;小康时期的主要要求是:预防保健、身体健康、以发展为主;富裕时期的主要要求是:身心健全、环境和谐、延年益寿、发展兼享受。随着时代的发展,医学将逐步由医疗向保健和预防转变,作为这种转变的具体体现,"健康(医)学"、"保健体系"和"预防体系"的建立势在必行。

社会心理因素和环境因素的变化对医学模式转变的影响相当大。现代社会的竞争意识、被淘汰感、落伍感、失落感的增强,工作紧张、新知识新技术的压力,生活节奏加快、居住狭隘、交通拥挤、人际关系的紧张,人为灾害及环境破坏等种种客观压力,导致身心经常处于应激状态、疲劳状态、精神虚脱状态。各种健康危险因素如吸烟、吸毒、酗酒和家庭瓦解等频频发生,使精神性疾病、忧郁症、高血压、衰弱症和外伤等逐渐成为棘手的医学问题。因此,社会心理因素越来越受到重视,保健和预防成为人们日常生活的重要组成部分。现在,人们对医学的要求不仅仅是提供医疗技术手段,还要提供与高质量生活相适宜的服务,如心理咨询和治疗、劳动保护、营养咨询、特殊护理等,以增进健康,延长寿命。

"温和运动"适合中年以上的常坐之人

持续的、有规律的、经常性的"温和运动"能使人精神焕发、心情愉悦,并能使大脑反应更加敏锐。"温和运动"适合中年以上的常坐之人。对于中年以上的人群来说,体能正在逐步下降,耐力、力量相对欠缺,锻炼的重点主要是预防骨质疏松,适当增强心肺功能等。长期坚持"温和运动",可以逐渐增加体内血红蛋白的数量,提高机体抵抗力,增强大脑皮层的工作效率和心肺功能,防止动脉硬化,并降低心脑血管疾病的发病率。"温和运动"的形式有很多,如快走、慢跑、健身操、游泳、骑自行车、爬山、扭秧歌、太极拳、跳交谊舞等,可以按各自的喜好选择,但应以每次运动后不感疲劳为宜。

建议你每周散步四到五次，每次一个小时左右，这对身体非常有益，有规律的活动有助于身体健康，还具有减肥功效。无须花费巨资参加健身俱乐部，只要买一双舒适的布鞋穿就行了。

贪食蛙、蛇、鸟肉——后患无穷

2002年6月19日，宁波市疾病预防控制中心宣布，宁波首次在青蛙体内分离出一种对人体有较大危害的寄生虫——曼氏迭宫绦虫的裂头蚴。仅一只青蛙大腿里就有5条寄生虫，人吃了这些蛙肉以后就可能会感染寄生虫病。这种寄生虫的生命力很强，青蛙肉经过爆炒也不死。如果人吃了含这种寄生虫的蛙、蛇、鸟肉后，人体的眼睛、脑部及内脏等，根据侵入的部位不同可引起各种症状。较为常见的是眼裂头蚴病，表现为眼睑红肿、畏光流泪、微痛奇痒。严重时，会造成眼球突出，并发白内障失明等，有时人体还并发恶心呕吐，严重时昏迷甚至瘫痪。这种寄生虫一般寄生在猫狗等动物的小肠内，其虫卵随动物的粪便排到水中变成幼虫被蝌蚪吞食后，随蝌蚪逐渐发育同时长大，常迁移到蛙的肌肉特别是在大腿和小腿中寄居。宁波市疾病预防控制中心提醒：贪食青蛙、蛇肉、鸟肉，特别是生吃蛇皮和蛇胆，后患无穷。

黑色食品的营养价值

黑色食品指天然色素为黑色或紫红色的食品，如黑米、黑豆、黑芝麻、紫菜、海带、黑松子、黑加仑、黑枣、黑木耳、香菇、黑豆豉、黑葡萄等,营养特点是丰富全面,结构合理,具有保健和延年益寿的功能。

黑色食品能降低胆固醇,有助于心血管疾病的防治。日本学者研究,当黑色素与亚硝酸盐在1:3比例时,能抑制99％的亚硝酸胺形成,证明黑色食品有抗肿瘤作用。黑色素的物理性质是能吸收可见光和紫外线辐射,因而具有保护人体细胞免受辐射损伤的功能。

黑米有滋阴养肾、健脾暖胃、明目活血、益智安神之功效,能增强造血功能,有利于血红蛋白的提高。黑芝麻有补血润肠、生津通乳、养发美容等功效。

黑木耳的蛋白质、糖类含量较高,还含卵磷脂、脑磷脂、麦角固醇等。其中铁含量为补铁佳品猪肝的7倍多。

黑葡萄,具有补血健胃、利尿驱寒、养颜抗衰老之功效。

黑豆,又称乌豆,含大量的卵磷脂、亚油酸等,所含的皂甙预防肥胖和动脉硬化。我国民间以黑豆、甘草和生姜共煮,"去一切热毒气",有补肝明目、利水解毒,治心痛、膝痛、胀痛等疗效。

黑芝麻除含较多的蛋白质、矿物质及维生素外,还含有甾醇、卵磷脂等多种物质。黑芝麻中的脂肪多为不饱和脂肪酸,可养阴润肺、滋补肝肾等。用煮熟的鸡蛋蘸熟芝麻食用,是产妇补血催乳的良方。

温馨提示——保健一点通

◆吃醉虾当心肝吸虫。我国南方一些地区,有"吃生"的习俗,把活虾、活蟹等放在酒里泡一下"醉吃",虽然保留了鲜美的味道,却让其中的肝吸虫趁机进入体内。尽管这些食物在制作中要放入酒、盐等多种佐料,但仍不能将虫卵杀灭。有人认为,吃醉虾、醉蟹时多喝点酒就可以杀灭肝吸虫卵,实际上,并不能保证人体健康。据悉,上海市质监部门发出封杀令:夏季期间,严禁生产醉虾、醉蟹、醉泥螺等生食水产品。原因在于,夏季各种致病微生物、病原体繁殖的很快,而这些美味的生冷食品正是细菌生长的最好巢穴,也是引发食源性传染病的重要原因。

◆喝啤酒不要吃熏鱼。喝啤酒不宜配食熏鱼、熏肉等烟熏食品。烟熏食品在烹调过程中,产生苯并芘等有害物质。当饮酒过量而使血铅含量增高时,烟熏食品中的上述物质与其结合,可诱发消化道疾病,导致癌症。

◆变质食用油不要吃。食用油久置,特别是残余的粗制油,含有较多的植物残渣,可出现油脂的酸败现象。变质食用油出现哈喇味就是油脂氧化、酸败的结果。油脂酸败后,加热时烟大、呛人,其中含分解物环氧丙醛等,食用后易中毒。进食后,相继出现恶心呕吐、腹痛腹泻,甚至出现心功能衰竭现象。食用油要注意保质期,对于过期油脂或混浊、沉淀或有"哈喇味"的食用油不得食用。

哈喇味的油炸方便面以及腐败的含油脂食品,如核桃、花生、点心等,也都不宜食用。凡进食后出现恶心、呕吐、皮肤青紫,应想到变质食用油中毒的可能,应及时就医,以进行早期洗胃、导泻等对症治疗。

塑料桶不宜长期装食用油。塑料在制造过程中加有一定量的增塑剂、稳定剂和色素等。据分析,许多塑料单体和增塑、稳定剂、色素等对人体健康有损害。如聚氯乙烯塑料,长期接触食用油则可溶出增塑剂,有致癌性。长期使用塑料桶装的食油,容易引起贫血、血尿、肾脏肿、肝脏病变。建议:买回塑料桶装的食用油后,倒入玻璃瓶内保存,以减少增塑剂的摄入。

◆慎用色素、味精等食品添加剂。第二次世界大战后,日本开始在食品中使用添加剂。战后,日本患癌症的人数持续增长,据调查,癌症与大量使用食品添加剂有关,平均每3个死亡的人中就有1个是属于癌症的。

超市柜台里的火腿、香肠花样繁多,密密麻麻地排列着。看着它们新鲜的颜色,感觉仿佛是刚刚出锅的。其实这些熟肉制品的新鲜颜色是亚硝酸钠的着色作用造成的,中看不中吃。切开的火腿断面是用胭脂红等红色着色料上的颜色。用手指按一按火腿和香肠,有弹性,感觉肉质好,那不过是使用了食品添加剂中的磷酸纳。火腿肠掰起来有韧性,啃起来劲道,这是食品添加剂中的磷酸盐的"魔力"。

香肠火腿等熟肉制品中加入的色素,可致白血病。美国医学专家皮特兹教授指出:"1个月吃12个以上的热狗的孩子,和其他同龄孩子相比,患白血病的可能性是其他孩子的9倍。"因为,热狗中的保鲜剂有过多的亚硝酸盐。皮特兹教授关于这方面问题的论文发表在医学权威杂志《癌症的病因与控制》上,其中提到"母亲怀孕过程中每周至少吃1个热狗,生下来的孩子和一般孩子相比,患脑肿瘤的几率是一般孩子的两倍。"皮特兹教授等研究人员证明了,"癌症的导火索是肉制品加工和保存过程中使用的化学物质(食品添加剂)"。

食品添加剂中的保鲜剂,易引发荨麻疹。漂白剂、防腐剂、染色剂等易导致哮喘以及过敏性皮炎的发生。

◆洗涤灵用量不可过多。洗洁精洗刷餐具油光铮亮,但是餐具上的少量化学残留物,对人体却有危害。日本医学专家发现,日本女工中发病率很高的,是那些长期拿肥皂粉洗饭盒的女工。还发现在生产洗洁精的车间里工作的工人中,大肠癌的发生率高。这些问题出现后人们开始认识到洗洁精(洗涤灵)的危害。因此,用洗洁精洗碗用量不要太多,浸泡后,再冲干净。

有没有简单、安全的清洁方法？那就是煮沸消毒。另外，洗蔬菜、水果可以开始用流水冲洗，去掉表面泥沙，然后泡一些盐水，浓度在5%最好，最后用清水冲净就行了。如果到了一些边远地区，水源不丰富，如果要想避免肠道传染病，办法就是常吃蒜。

◆当心不锈钢餐具的危害。铝制品内不宜存放饭菜。不锈钢餐具一般都含有铬和镍，铬是防止产品生锈的材料，而镍是耐腐蚀材料。如果使用劣质不锈钢餐具或者以不恰当的方法使用不锈钢餐具，就有可能造成重金属对人体健康的危害。使用不锈钢产品注意：①不用强碱化学药剂洗涤。②不要长时间使用不锈钢餐具盛放强酸或强碱性食品，以防铬、镍等金属元素溶出。③不要用不锈钢器皿煎熬中药。由于中药含有很多生物碱、有机酸等成分，特别是在加热条件下，容易发生化学反应而使药物失效。

铝在空气里容易氧化，表面生成氧化铝薄膜。氧化铝薄膜不易溶于水中，但却能溶解于酸性或碱性的溶液中。而咸的菜、汤类食物，如果长时间存放在铝锅、铝盆里，就会在汤菜里积存下较多的铝，它们和食物发生化学变化，生成铝的化合物。长期吃这种含有铝化合物的食物，人体就会慢性中毒，影响人的骨骼和新陈代谢，易患老年痴呆症。因此，剩饭剩菜不宜长时间存放在铝制品里。

◆纸巾纸并非越白越好，小心卫生纸成致病纸。面巾、餐巾、纸手帕、厕用卫生纸等统称生活用纸，习称卫生纸。卫生纸不"卫生"令人担忧。纸浆的好坏是卫生纸质量优劣的关键。生活用纸的生产原料纸浆从目前看大致可分为三类：木浆、草浆、废纸浆。最好的原材料是由100%的纯木浆制造的，纯木浆本身带有浅浅的蛋黄色。100%漂白原生草浆制作的卫生纸属于中档，品质稍次于纯木浆。目前市场销售的中、低档卫生纸是用回收废纸做成的纸浆，有回收的纸张印刷品和印刷白纸边，甚至是生活废纸，其微生物指标、物理指标均存在问题。卫生纸的使用安全性主要看两个方面。一是纸品不含荧光增白剂。纸巾纸并非越白越好，有些生产企业为了提高产品白度，过量添加荧光增白剂。人体皮肤长期接触荧光增白剂，可能致癌。二是从感官上看，好的卫生纸比较纯色、洁净，皱纹均匀、细腻，纸面干净、整洁、没有洞眼，低档卫生纸看起来是暗灰色和有杂质的，还掉粉、掉色甚至掉毛。选购时，首先要看产品是由什么原料制造的，并注意以上提到的事项。

药膳食疗要当心　进补适量有节制

如不具备中医药常识而盲目制作或食用药膳进补，难免会误入歧途而致病。赵小姐从药店买回了人参、黄芪等煲了一罐鸡汤。晚餐时，一家人都享受了这罐汤，可一家人也因此一晚上都没有睡好觉，口干舌燥，不停喝水后，又不停地上厕所。后来才知道，人参、黄芪、红枣炖的鸡汤虽说能大补，但很容易上火。李先生和几位好友在一家餐馆聚会，吃"附子羊肉煲"。谁知酒足饭饱之后，李先生突然感到一阵心悸胸闷，朋友们赶紧把他送到医院急诊才稳定了病情。病因很简单，附子中含有乌头碱，对心脏节律产生副作用，所以，诱发了李先生的心律不齐。

有五百种中药可作药膳原料，其中"药食同源"的中药与食物配伍，使用较安全的大约有60味，有天麻、人参、杜仲、茯苓、当归、沙参、陈皮、珍珠粉、冬虫夏草、决明子、天冬、丁香、黄芪、白芍、党参、枸杞子、甘草、麦冬、鹿茸、山药、熟地、灵芝、首乌等。这些应用都需要遵循中医理论，因人而异，否则就会出现差错或影响效果。

中医对药膳有着严格的禁忌。主要包括药物配伍禁忌、药膳与食物配伍禁忌、食物配伍禁忌和疾病忌口等。制作和食用"药膳",重要的一点就是"辨体施食"。"饮食有节"是中医重要的养生保健原则,药膳食疗同样应适量而有节制。短期内不宜进食过多,不可急于求成。应根据自身状况,经常小量服食,持之以恒,久之定能收效。

　　药膳要掌握应用的基本原则。就五味而言,酸味食疗中药,如乌梅、石榴等,能收敛、固涩;苦味食疗中药,如苦瓜、杏仁能清热、泻火;甘味食疗中药,如大枣、蜂蜜能补养、调和、缓急止痛;辛味食疗中药,如生姜、大葱,有发散和行气等作用;咸味食疗中药,如海藻、海带等则能软坚散结;淡味食疗中药能渗利小便,如茯苓、薏苡仁等。正常成人可分成不同的体质,根据个人体质的特点,选择合适的药膳食物。这样才能有利健康,起到保健作用。所以,本书强调:本书所选药膳方剂,所载治病验方,要在医学专家指导下使用。

后 记

全球经济一体化的浪潮以及科学技术的日新月异,使人们的生活方式及医学模式在不断地发生着变化,随之,预防保健之道同样存在着一个与时俱进的问题。该书虽然采纳了最新的医疗信息,撰写了保健养生新知识,但因笔者的局限性,仍有偏颇不当之处,敬请读者提出批评建议,便于再版时及时修正。电子邮件:zhongyuan1952@sina.com 552109718@qq.com 通讯:北京东城青年湖南街27号院1208(邮政编码:100011) 石中元

此书的缘起与成册,应感谢人事部专业技术人员管理司侯福兴司长。侯司长多次邀请此书作者之一石中元给有关单位讲授健康常识课,此书在讲稿基础上并参考本书著作者等有关医书编写而成。

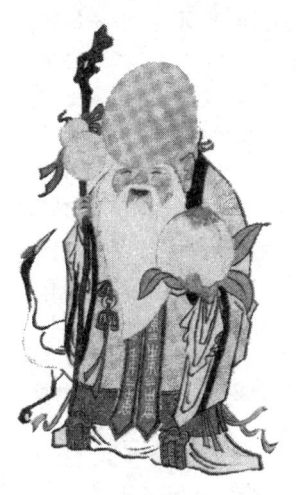

金盾版图书,科学实用,通俗易懂,物美价廉,欢迎直接邮购

书名	价格	书名	价格
食疗养生汤羹粥大全	36.00元	规范字硬笔行书技法	13.00元
常见病食疗家常菜	28.00元	绳编穿珠实用制作技巧	
常见病食疗主食	28.00元	(含VCD)	18.00元
常见职业病食疗菜谱	11.00元	新编大众菜谱	
白领巧做菜	20.00元	(第四次修订版)	23.00元
中老年补钙食疗菜谱	34.00元	中国南北名菜谱	
家庭蔬菜烹调350种		(第四次修订版)	29.00元
(第三次修订版)	18.00元	中国南北名主食	30.00元
家庭四季美味快餐		中国南北名火锅	24.50元
(修订版)	15.00元	馋人肉菜	15.50元
美味鸡肉菜	12.00元	滋补禽肉菜	15.50元
特色创新菜	10.00元	香鲜蛋品菜	15.50元
馅类美食制作	14.50元	鲜美水产品菜	15.50元
大米美食制作360例	15.00元	美味豆制品菜	15.50元
教你制作美味鱼	15.00元	养生汤羹粥	15.50元
时尚蔬菜	15.50元	爽口凉菜	15.50元
富贵病患者食谱	10.00元	诱人主食	15.50元
儿童营养保健菜	12.00元	美味家常菜320例	
青少年健脑益智菜	12.00元	(修订版)	15.00元
民族特色主食精品制作	21.00元	小餐馆新口味菜	13.00元
硬笔楷书间架结构优化字贴	7.50元	早餐食谱(修订版)	15.00元
规范字硬笔楷书技法	13.00元	孕产妇食谱(修订版)	14.00元

以上图书由全国各地新华书店经销。凡向本社邮购图书或音像制品,可通过邮局汇款,在汇单"附言"栏填写所购书目,邮购图书均可享受9折优惠。购书30元(按打折后实款计算)以上的免收邮挂费,购书不足30元的按邮局资费标准收取3元挂号费,邮寄费由我社承担。邮购地址:北京市丰台区晓月中路29号,邮政编码:100072,联系人:金友,电话:(010)83210681、83210682、83219215、83219217(传真)。